東洋医学の知恵
鍼灸で不妊を克服!!

あなたの不妊はお腹の凝りが原因かも

黒田 俊吉 著

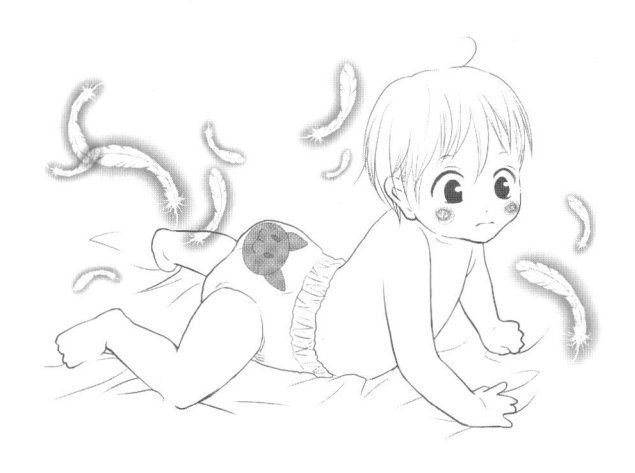

たにぐち書店

まえがき

　不妊治療を考えた時、最初から鍼灸だけで不妊を治療しよう、などと考える方は、よほど普段から鍼灸に接している方ならば別ですが、まずいないでしょう。

　通常は、不妊専門のクリニックに行かれて、各種検査をしていただき、不妊治療を開始する事になると思います。
　すると、不妊に関する色々な情報が入ってきます。
　患者さん同士の情報、親や親せきからの情報など。更にはインターネットなどで積極的に情報を得ようとする方も最近は多くなってきました。
　まさに情報過多の時代です。しかもその情報の中には、良さそうに思えるものから、怪しげなもの、明らかに不自然なものまで、ごっちゃになって入っています。
　当然、得られた情報の中には、鍼灸治療も含まれている事でしょう。

　不妊治療を受けている患者さんは、クリニック等で不妊治療が進み、人工授精を数回失敗し、体外受精へと移る頃から、急速に不安感が出始める様です。
　このまま現代医学的な治療を進めて行くにしても、何か今一つ不安がぬぐいきれないのです。
　そこに鍼灸も不妊に良いらしいという情報があり、鍼灸院に来られ

るという方が大半です。
　ですから、鍼灸治療は初めてという方達が大変多いのです。
　それでも半信半疑で、来られているのです。どうして信頼性が低いのでしょうか。

　ちなみにインターネットで不妊・鍼灸院で調べてみると、不妊治療を謳っている鍼灸院が山のように出てきます。
　山のように出てくるということは、選択肢が多く選び放題という、良いことではなく、どれにしていいか迷い、決められない底なし沼に陥って、ホームページ上の各治療院の書いてある内容を読もうとも思わなくなってしまうのです。
　私も、他の鍼灸院では、不妊治療をどのような考えのもと、どのように行なっているのかを知ろうと思い、インターネットを開いてみました。ところが情報が有りすぎて、訳が判らなくなってしまいました。

　それでは、本はどうだろうか。出版された本ならば、整理された情報が得やすいと思ったのです。
　ところが、出版物となると、鍼灸の不妊治療について書かれた書籍は、一般書や専門書を含め、私が探しても４～５冊程度しか見つかりませんでした。
　情報量の多い割には、出版物があまりにも少なすぎなのです。
　ここに患者さんの半信半疑になる原因が有るのではないかと考えました。そこで、東洋医学に基づいた不妊治療を鍼灸師の立場からまとめてみようと思ったのです。

　一般の方々には解っている様で解っていない、東洋医学の真の姿

まえがき

を、少しでも解って頂ければと思い、出来るだけ簡単に東洋医学の基本思想を解説いたしました。

さらに、鍼灸治療で不妊は、どのように考えているのか、診断治療はどのように行っているかを説明いたしました。

本書により、今まで鍼灸というと何か魔法か妖術のように思えていた方々にも、鍼灸医学の基本的な所を理解していただければ、今までの不安が払しょくされ、鍼灸の不妊治療を受けてみようと一歩踏み出していただけるのではないかと思っています。

そのため、内容が少し理屈っぽくなり、読みづらくなっている部分が出来てしまったかも知れません。

それでも、鍼灸の不妊治療について、治療法や考え方を理解していただくことについては、ある程度の目的は達成できたのではないかと思っています。

私の鍼灸の師であり、治療家として尊敬している依田良宗先生に、文法を無視した私の文章を懇切丁寧に校閲して頂き、さらに貴重なアドバイスまでして頂きました。先生には大変な労力、ご負担をかけてしまいました。この場を借りて感謝いたします。

またオサダミチエさんには、表紙絵と挿絵を画いていただきました。

最後に付け加えておきますが、最初の直立二足歩行による、妊娠率の低さの部分と、最後のお腹のコリについては、私独自の見解です。

くすえだ鍼灸院 治療室の片隅にて

黒田 俊吉

東洋医学の知恵　鍼灸で不妊を克服!! －目次

まえがき …………………………………………………………… 3

第1章　不妊は病か不条理か …………………… 13

1. 不妊は病気ですか？ ………………………………… 13
2. 不妊につながる妊娠率の悪さ …………………… 15
3. 野生動物との比較 …………………………………… 17
4. ヒトの妊娠率は、なぜ低いのか？ ……………… 18
    1）直立二足歩行 …… 19
    2）発情期 …… 21
    3）脳の発達 …… 23
5. 不妊は病か不条理か ………………………………… 25

第2章　不妊、悩みの長い歴史 ………………… 27

1. 有史以前 ……………………………………………… 27
2. 殷・周の時代 ………………………………………… 28
    1）殷 …… 28
    2）周 …… 29
    3）殷・周 …… 29
    4）王朝組織が子供を必要としてきた …… 30

3．春秋戦国時代 …………………………… 31

　4．漢・三国の時代 ………………………… 33

　5．晋・隋・唐の時代 ……………………… 34

　6．宋・金・元の時代 ……………………… 35

　7．中国不妊の歴史まとめ ………………… 37

　8．不妊、日本の歴史 ……………………… 37

　　1）医心方 …… 37

　　2）江戸期 …… 38

　　3）明治から昭和へ …… 39

第3章　女性の不妊、その分類を考える ………… 43

　1．器質性不妊 ……………………………… 43

　2．機能性不妊 ……………………………… 44

　3．器質性不妊と機能性不妊の比率 ……… 45

　4．医師の診断 ……………………………… 45

　5．不妊治療に鍼灸も考えてみましょう … 46

　6．器質性不妊の現代医学と鍼灸の併用例 … 47

　7．医師の言い分 …………………………… 48

第4章　男性不妊 ………………………………… 51

　1．男性不妊の分類 ………………………… 52

　　1）造精機能障害 …… 52

　　2）精子輸送障害 …… 52

　　3）精子妊孕性障害 …… 52

　　4）性機能障害 …… 53

　2．男性不妊の鍼灸治療 …………………… 53

1）男性不妊の検査 …… 54

　　2）ストレスと東洋医学 …… 54

　　3）肉体の治療は精神力も強化 …… 55

第5章　東洋医学の仕組みを知っておこう……… 59

　1．西洋医学と東洋医学の違い……………………… 59

　2．西洋医学とは……………………………………… 60

　3．東洋医学とは……………………………………… 62

　　1）陰陽論 …… 62

　　　①陰主陽従　63

　　2）五行論 …… 64

　　　①五行の相生関係　64

　　　②五行の相剋関係　65

　　3）陰陽五行理論による東洋医学の生理学 …… 66

　　4）五臓六腑は六臓六腑 …… 67

　　5）六臓六腑以外の臓器 …… 68

　4．六臓六腑と経絡………………………………… 70

　　1）相生相剋の治療 …… 71

　　2）奇経 …… 71

　5．ツボ（経穴）……………………………………… 72

　6．経絡の効果を理解してもらう例 ……………… 73

　7．蔵府とツボ……………………………………… 74

第6章　東洋医学の気血について …………… 77

　1．気血の血………………………………………… 78

　　1）鍼灸治療の血 …… 80

2．気血の気 …………………………………… 81
　1）気の作用 …… 82
　2）体表の気 …… 83
3．気の本質 …………………………………… 84
　1）気についての補足説明 …… 85
　2）東洋医学の気 …… 87
　3）気についての補足説明2 …… 87
　4）鍼灸治療においての気 …… 89

第7章　一般的な鍼灸不妊治療 …………………… 93

1．鍼灸の診断方法 …………………………… 93
2．鍼灸の治療方法 …………………………… 94
　1）本治法 …… 94
　2）標治法 …… 95
3．歴史的背景からの診断 …………………… 96
　1）腎 …… 96
　2）肝 …… 96
　3）脾 …… 97
4．東洋医学の不妊を来たす病名 …………… 97
　1）瘀血 …… 98
　2）痰湿 …… 100
　3）癥瘕（チョウカ）積聚（シャクジュウ）…… 100
5．不妊に使われてきたツボ ………………… 100
　1）お腹のツボ …… 101
　2）背中のツボ …… 103
　3）足のツボ …… 105

4）腕のツボ …… 107

   5）その他のツボ …… 108

  6．自分でできる不妊の簡単ツボ療法 …………… 109

   1）お灸を使った簡単ツボ療法 …… 109

   2）治療のリズム …… 110

   3）お灸後の注意事項 …… 111

第8章　鍼灸師、悩める不妊診断と治療 ………… **113**

  1．鍼灸医学でも不妊は病なのか ……………… 113

  2．実に悩ましいのです ……………………… 114

  3．不妊と似ている治療 ……………………… 115

   1）健康維持の治療 …… 115

   2）未病の治療 …… 117

  4．守りの治療か攻めの治療か ………………… 117

   1）守りの治療 …… 118

   2）攻めの治療 …… 120

    ①不妊は瘀血という捉え方　120

    ②一源三岐　122

    ③中髎穴の強刺激　124

    ④攻めの治療のまとめ　125

第9章　不妊の原因は何なのだろうか ………… **129**

  1．不妊原因の再考 …………………………… 129

  2．現代不妊の原因は高齢化か ………………… 130

  3．卵子の老化だけでは解決しない …………… 131

  4．その差は何なのか ………………………… 132

5．機能性不妊、
　　原因は見つからなくても誘因は有る ……… 134

　　1）冷え …… 135
　　2）血行不良 …… 135
　　　　①毛細血管の血行不良　136
　　　　②静脈血の送られ方　136
　　　　③冷える原因　137
　　　　④血行不良の改善　137
　　3）痩せすぎ太りすぎ …… 138
　　4）運動不足 …… 138
　　　　①運動は何が良いか　138
　　5）骨盤のゆがみ …… 139
　　6）月経時の悩み …… 140
　　　　①月経困難症　140
　　　　②月経の量・期間の異常　141
　　7）不妊になる可能性、誘因をどうするか …… 141

第10章　妊娠を阻害している原因は、「お腹の凝り」かも …………………… 145

1．鍼灸による不妊治療の前提条件 ……………… 145
2．機能性不妊も東洋医学的には原因が ……… 146
　　1）癥瘕と積聚 …… 147
　　2）妊娠を阻害している原因は「お腹の凝り」…… 148
　　　　①積聚とは「お腹の凝り」　148
　　　　②「お腹の凝り」が圧迫　149
　　　　③東洋医学と「肩凝り」・「お腹の凝り」　149

3）「お腹の凝り」とは …… 150

　　　　①－1 「肩凝り」で説明 150

　　　　①－2 「肩凝り」の筋肉 151

　　　　② 「お腹の凝り」の原因 152

　　　　③ 「お腹の凝り」の場所 153

　　　　④ 「お腹の凝り」による圧迫 154

　　4）血行不良も、「お腹の凝り」取りで …… 155

　　5）冷えと「お腹の凝り」の関係 …… 156

　　6）鍼灸での「お腹の凝り」治療法 …… 158

 3．今後への問題提起 ……………………………… 160

あとがき ……………………………………………… **163**

　コラム

1	子宝とは ………………………………… 26
2	鍼灸の流派 ……………………… 41
3	鍼灸は体表観察医学です ………………… 49
4	不妊とお灸と冷え症 ……………………… 56
5	鍼灸治療を受ける時の服装と心構え ……… 75
6	東洋医学と鍼灸医学 ……………………… 91
7	不平等な卵子の老化と精子の老化 ………… 127
8	不妊治療に対する禁鍼穴 ………………… 142
9	運動と筋肉 ……………………… 162

第1章
不妊は病か不条理か

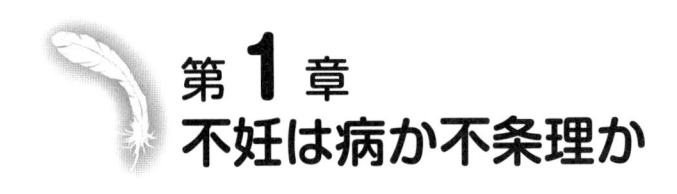

1．不妊は病気ですか？

　不妊は病気なのですか、それとも病気とは言えないのですか。
　不妊治療を考えた時、この疑問がまず出てきます。
　現代医学的な考えで、不妊を考えると全く不思議なのです。
　不妊の方は、肉体的には痛いわけでもなく、苦痛が有るわけでもなく、変な言い方ですが、ほっておいても、命に別条が有るわけでも有りません。
　外見的にも何の異常も見受けられません。

　それでは、不妊は病気なのでしょうか。不妊の本や文献などを見ると、不妊と書かれていたり不妊症と書かれていたりします。
　不妊という言葉だけなら、未だお子さんを授かれない状態、つまり病気ではないというイメージです。
　不妊症というように、不妊という言葉に症が付いてしまうと、妊娠出来ない病気のように受け取られてしまいます。
　不妊の方の中には、不妊症という言葉を使って欲しくない、自分の不妊を病気と断定してほしくないと思っておられる方が多いようです。自分は不妊と言う病気ではなく、たまたま未だ子供を授かれない

状態なのだと思いたがる傾向です。

　なぜこの様な考えが起こるのかというと、ほとんどの病気は、お医者さんが診断して病名を決めてくれます。
　ところが不妊は、日本産科婦人科学会用語委員会の定義にある、「生殖年齢の男女が妊娠を希望し、ある一定期間、性生活を行っているにもかかわらず、妊娠の成立をみない状態」とし、日本では、ある一定の期間を2年間としています。

　これらの知識から類推して、2年以上お子さんを授かれなかった場合、ご自分で不妊かも知れないと診断している訳です。
　不妊治療のクリニックに行くということは、自分は不妊ですと自己申告することなのです。不妊治療のクリニックで、あなたは不妊です、あなたは不妊ではありませんなどと診断はしてくれません。（生殖器関係の異常は診断してもらえますが。）
　はたから見ると簡単のようですが、自分で自分を診断するというのは、結構大変な事なのです。
　たまたま妊娠出来ない状態なのか、妊娠を邪魔する病が隠れていたり、妊娠出来ない体質なのか、自覚症状は全く無いので、余計判断しづらくなります。
　ですから、ご自分を不妊と言う病気であると断定するのは、大変な苦悩と決断を必要とします。簡単には結論が出せないのです

　それでも不妊は、ある程度受け入れなければならない状態なのです。年齢的な問題や精神的な苦悩などを長引かせないためにも、不妊かなと自覚したら早めに専門の病院で検査を受けることをお薦めします。

不妊の中には、不妊につながる重篤な病気が隠れていることも有りますし、軽微な異常や、原因不明と診断される場合も有ります。
　異常が見つかれば当然、病と考えて早めにその異常を治療しなければなりません。
　しかし、不妊の中には、原因不明とされる不妊も結構な割合で存在します。

　原因不明の不妊を、病気とするか病気としないか、また疑問が出てきてしまいます。
　厚生労働省でも原因不明の不妊を病気とするか、病気としないか明確にしていない様です。
　この中途半端さが、不妊治療を考えている患者さんを、さらに混乱させるもとになっているのではないでしょうか。
　原因不明の不妊でも不妊治療というように、治療の対象になっています。
　不妊は病気なのでしょうか、病気ではないのでしょうか。
　現代医学的には保留にされているこの問題を、この後、東洋医学的な考えでも病なのか病でないのか考察していきたいと思います。

２．不妊につながる妊娠率の悪さ

　10年位前は、お子さんを望んでいるご夫婦の10組に1組は不妊と言われていました。ところが最近の報告では7組に1組が不妊と書かれていて、大分増えたなと思っていたら、最新の報告を見ると6組に1組が、何らかの不妊対策をされていると書かれていました。このように不妊が急速に増えている時代になって来てしまいました。

厚生労働省の発表でも、平成14年の婚姻数は757,331組に対し、平成14年度の不妊治療患者数は全体で466,900人と推計されています。
　当然不妊治療は数年にわたって積み重なって行く場合が有りますから、婚姻数に対しての比率にはなりません。それでも、統計に出てくる数字は、不妊治療を受けた事のある患者の数字です。当然不妊治療を受けずにいる方たちも相当数いるはずです。
　本当に、その多さに驚かされます。

　それでは何故、ここまで増えてしまったのでしょうか。
　こういう問いに、最近必ず言われる事が、卵子の老化です。
　女性の社会進出に伴い、晩婚化や、妊娠出産時期を遅らせることによって、お子さんを望む年齢が引き上げられ、卵子の老化が顕著になったという説明です。
　確かにお子さんを授かるには、お子さんの健康、母体の健康を考えれば、出産適齢期に出産しておくことは重要です。
　しかし、不妊の増加原因は、それだけでしょうか。

　ある統計によると、年齢群別の不妊率（％）・流産率（％）は表のようになっています。

年齢群	不妊率	流産率
20〜24	7.0	16.7
25〜29	8.9	11.0
30〜34	14.6	10.0
35〜39	21.9	20.7
40〜44	28.7	41.3

　年齢群が上がる程、不妊率は上昇します。これは人間も生物ですか

ら、妊娠するための適齢期が有ります。ですから当然の結果だと思います。

しかし、20代でも不妊や流産してしまう方の割合が、思ったより高い事にも注目しなければならないのではないでしょうか。

不妊が多い理由として、女性の出産希望の年齢が、高年齢化したことも当然影響しているでしょうが、表の数字を見ていただくと、若い女性でも不妊や流産率の高さに悩まされている事が分かります。これから高齢化だけが不妊増加の原因とは言い切れないのではないでしょうか。

3．野生動物との比較

若い女性も不妊や流産率の高さに悩んでいると言う事を、野生動物と比較して見ると理解できるかもしれません。

人間を野生動物と比べるなんて、と思う方もいるかも知れません。しかし人といえども生物ですし、大昔（西暦200年頃）古代中国の名医とされた華佗（カダ）は、吐納導引（トノウドウイン）という、呼吸法と健康体操を合体させた健康法を発明しています。この中に、五禽戯（ゴキンギ）と言って5種類の動物（熊、虎、鹿、サル、鳥）の動きを真似る健康増進法を発案しています。ヨガなどにも動物のまねをする格好が有ります。

野生動物を観察する事によって、人の不妊について、何か参考になる事が見つかるかもしれないと思って下さい。

野生動物は年に1回程度の発情期が有ります（ネズミやウサギなどの小型動物は除きます。なぜならこれら小型動物は子供をたくさん作

り、捕食されても種の保存が可能なようにいつでも妊娠出来るようになっていて明確な発情期が無いためです。)。

通常野生動物は、発情期に交尾を行う事によって、おおよそ90％の確率で妊娠するとされています。

反面、人は１回の排卵時期に性交しても妊娠できる確率は20％程度という非常に低い妊娠率なのです。

もっとも、人の場合、年間に12〜13回排卵が有るので、１年で考えると80％の妊娠率となります。

１年間で比較すれば、野生動物と比べても、人の妊娠率は決して低くないという言い方も有ります。

しかしこれは、下手な鉄砲も数撃ちゃ当たる的な論法です。

今の日本においては、６組に１組が不妊で悩んでいるという現実があります。

１回１回で野生動物と比較すると、人は極端に妊娠率が低い生き物であることは間違いありません。これが不妊を考える時の重要な問題点だと思います。

それでは、この問題点は、どこから来ているのでしょうか。

４．ヒトの妊娠率は、なぜ低いのか？

人間の妊娠率を低くくしている原因を、私はおおよそ以下の３点だと思っています。

ただ、間違ってほしくないのは、これから論じることは、あくまでも妊娠率を押し下げている原因です。この原因のために妊娠出来ないという、絶対的な原因や病の様なものではありません。

人間は何故、野生動物の様な、高い妊娠率を失ってしまったのか、

これを考察するもので、あくまでも不妊の直接原因では有りません。

それでも、後に説明しますが、人間の妊娠率の低さを解明することによって、東洋医学的な手法で、より妊娠しやすい体に改善出来る可能性が探れると考えているからです。

❖人間の妊娠率低下の原因
1．直立二足歩行、つまり立って歩くようになったため
2．発情期を失ってしまったため
3．脳の発達により本能よりも、社会的に子を要求するようになったため

1）直立二足歩行

直立二足歩行の問題は何かと言うと、四足動物のお腹を見ると解かります。

四足動物が歩いている所を見ると、お腹の皮の内側で内臓が結構自由に収まり、揺れ動いているように見えます。

人が立ち上がり二足歩行をするためには、体の構造を、ある程度変更させなければなりませんでした。人は、ただ単に四本足の動物が立

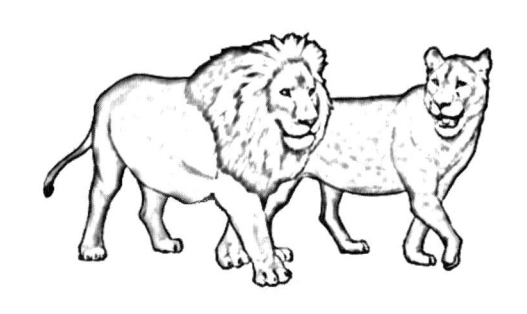

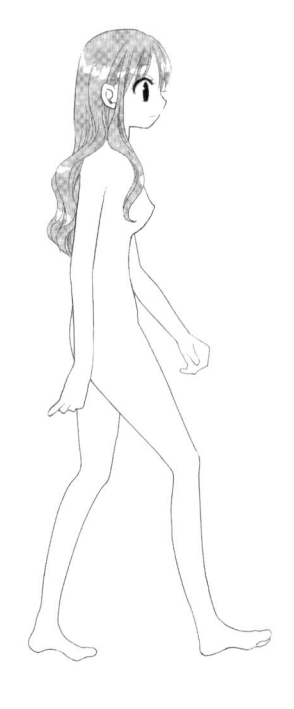

ち上がっただけではなく、体の構造を変更させたのです。

　立ち上がることによって、人の内臓は重力の関係で、下にさがります。下がってきた内臓を骨盤が支えなければならなくなってしまったのです。

　そのために、四足の動物と比べると、人は骨盤を大きくせざるを得ませんでした。大きくなった骨盤が内臓を受け入れている状態となったのです。

　骨盤が大きくなったから、立ち上がれる様になったのでしょうけれども、骨盤が大きくなっただけでは内臓を支えられません。お腹の筋肉もしっかりする必要があります。

　四足動物のお腹の筋肉は見ての通り、それほど強固である必要性はありません。

　直立することは、腹筋でお腹の中の内臓が、前に出っ張ってこないように、壁となって支える必要がありました。四足動物よりも、強いお腹の筋肉が要求されたのです。

　子宮や卵巣などの女性生殖器は、四足動物でも骨盤の中に在るように、人も出産する都合上、骨盤内の底部に在ります。人が直立すると、内臓である小腸や大腸などが、子宮や卵巣の上に覆いかぶさって来るのです。

　そうなると、子宮や卵巣などの女性生殖器の居場所は、大変窮屈に

なってしまいました。

その影響は、妊娠出産にも現れました。

野生動物と比較すると、大変なリスクである、未熟児を産むという選択肢を選ばざるを得なくなったのです。

ただし、ここでいう未熟児とは、他の哺乳動物と比較してという意味です。

通常の7か月8か月で産まれてしまった、出産予定の日よりも相当早くに産まれて来てしまった、と言う意味の未熟児とは全く別のことです。

他の哺乳動物の赤ちゃんは、産まれてすぐ自分で歩くなり、母親につかまるなりして、自分で母親の乳首を探し当て吸い始めます。

人の赤ちゃんは、正常に産まれても数か月の間、自分から母親の乳首までたどりつくことができません。すべての世話を、周りの大人たちがしてあげなければ、赤ちゃんは生命を維持することが出来ません。そういう状態で産まれて来ざるを得ない、という意味で未熟児と言っているのです。

話を戻しますが、人の妊娠率の低下は、直立二足歩行をすることによって、内臓が下垂し、卵巣や子宮などの女性生殖器が大変窮屈になったことによって、もたらされたのではないかと推測されるのです。女性生殖器が窮屈になるとは、当然血行だって有る程度制限されるでしょう。自然界の四足動物よりも、妊娠に対して悪影響が出ても当たり前ではないでしょうか。

2）発情期

野生動物は、成長し妊娠可能年齢になれば、そのほとんどが年に1

回、多くても２回程度の発情期を現わします。
　この発情期を、人は何時から失ってしまったのでしょうか。諸説有るようですが、ほとんど明らかになっていないようです。

　発情期が無いということは、受精妊娠の最善のタイミングをカップルが認識できないという事なのです。つまり、受精妊娠のための最善の性交チャンスを不明確にしてしまったのです。
　発情期と言うのは、子を産むための行為を、メス主導型で行うシステムなのです。メスが受精可能な状態であることが重要で、メスが子供を産むためのすべての準備が整った状態を示すものなのです。
　その時期でなければメスはオスに対して絶対に交尾を許しません。

　人にも発情期は有る、と主張する意見もありますが、ここでいう発情期とは、女性の体の状態が、排卵は当然として精神的な事なども含め、子供を作るための全ての準備が整いましたよ、というサインです。
　そして、このサインを男性が感じ取れるシステムが備わっていなければ、全く意味が有りません。
　そういう意味では、やはり人には発情期がないと言わざるを得ません。

　人の性交は、原始社会では女性主導型の性交を思わせる文化が有ったのではと思わせる部分もありますが、文明が発達し、組織社会が進んで出来ると、おおよそ男性主導型で行われてきてる様です。
　言い方を変えれば、男性主導型の性交をしたいために、男は組織を構築し、より組織の上に行きたがる傾向、つまり王国を築き、女性を性的に隷属化させ、男優先の性交を恒常化させるようにしてきたのか

第1章　不妊は病か不条理か

も知れません。

　男性主導の性交を作り上げてきた男は、子供が授からなかった場合、それを女性のせいにしてしまう傾向が生まれて来たのでしょう。
　女性も受精妊娠するための、全ての準備が整わない状態での性交では、妊娠に至らないはずです。
　期待されても妊娠に至らなかった場合、女性は、ますます精神的に追い込まれ、妊娠しづらい状況が高まっていったのではないかと思われます。
　男性主導の性交は、現代においても長年の文化として、普通の家庭でも定着しているのではないでしょうか。
　不妊治療で行われるタイミング法などは、長年培ってきた男性主導型の性交パターンが全く無視されてしまいます。度が過ぎると男のプライドを、ずたずたにしてしまい、肉体的にも精神的にも男性不妊を誘発してしまうことになる場合も当然有るでしょう。

　人は発情期を無くしてしまった事により、性交を重ねても、排卵期との偶然の一致を待つしかなく、子供を欲しがるカップルにとっては精神的な重圧がかかり、さらに妊娠率を低める結果になってきたのです。

3）脳の発達

　人は、脳が発達する事によって、文明を作りだしました。より快適な生活をする手段を手にいれるため、努力してきました。
　反面、脳の発達により、本能的な種の存続よりも、社会的に子を要求する方が優先されるようになってきてしまったのです。
　これが、妊娠率を低下させている原因の三番目ではないかと思って

23

います。

　動物の場合、本能に従って交尾を行い、子を産むわけです。種の存続ために、などとも思っていないでしょう。
　その行動に全く邪念などありません。
　しかし人の場合はどうでしょう。人はなぜ子供をほしがるのでしょうか。
　人でも原始社会の時代や比較的文明社会から隔絶している民族などは、子供をほしがる意味は、本能に近いのかも知れません。

　文明が発達し、社会生活をするようになると、特に種族間の抗争や、社会生活での上下関係が出来あがってくると、種の存続ではなく、自分たちの部族の繁栄のため、我が家の存続や栄華のために、子供を要求するようになってきてしまいました。
　自分の築き上げてきた地位や財産を継がせるために自分の子を求めました。
　そんな、と思うかも知れませんが、耕作地や作業を手伝わせるための、労働力として子供を必要とした時代や地域もありました。
　さらに、自分の老後の面倒を見させるためなど、その立場による自分勝手な理由で子供を欲しがるようになってきてしまいました。

　こういう物欲的な歪んだ考え方から、子供をほしいと思う焦りが生じます。これは自然の摂理に反するため、妊娠率が低下しても当たり前だと思いませんか。

　その証拠に、比較的文明から隔絶している種族などは、安定した出生率が有るようです。ただし、病などで出生数に対して成人になる率

が低く、食料の調達量によっても人口は変動します。そのため、この様な種族の人口が、どんどん増えていくということはないでしょう。

また、うまく人口が増えれば、組織や階級が生まれてきて、今の文明社会と同じ運命をたどり、出生率は落ちてしまうかもしれません。

5．不妊は病か不条理か

不妊のご夫婦が近年6組に1組と増加していく傾向にあります。

不妊の中でも、女性の場合では、原因不明不妊の割合が増加している様に思えますし、男性も全体の40％強が不妊の原因とされています。

人の不妊を考えた時に、その不条理を感じずにはいられません。

病気でない不妊、その背景には人の妊娠率の低さも有るのではと思えます。

こういうことを考えると、人というのは、思った以上に繊細で不安定な生物なのかも知れません。

それでも、子供が欲しいのです。

小さな赤ちゃんや、お子さんを見ていると無性にかわいく思えます。男の私でさえそう思うのです。

理屈など、どうでも良いのです。

お子さんが欲しいご夫婦にとっては、どのような方法でも授かりたいのです。

人も生き物である以上、種の存続のため、お子さんを作れる能力を基本的には持っているはずなのです。

現代医学の素晴らしさは認めつつも、このような不条理さを解決す

るには東洋的な知恵も必要ではないでしょうか。

　われわれ鍼灸師も、そのお手伝いの一端でもご協力できるならば、全力を持って協力させていただきたいのです。

> **コラム1**
>
> ❖子宝とは❖
>
> 　子宝という言葉が付いたものには、子宝神社や子宝の湯という温泉などから、果ては子宝という名前の付いたお菓子まで様々有ります。
>
> 　子宝と言う言葉は、不妊で悩んでいる人にとっては、本当に授かりたいと思う気持ちにピッタリの言葉の様です。
>
> 　辞書でひくと、「大切な宝である子供。かわいい子供」と有りました。
>
> 　子宝に恵まれて良かったですね、という使い方は、お子さんを授かった親への言葉です。
>
> 　他人の子供を、自分の子宝だとは言いません。子宝という言い方は、子供は公共の存在ではなく親のものという考えだからです。
>
> 　ですから、この言葉の意味を良く考えると、変なことに気が付くのです。
>
> 　子供は宝なのですか。
>
> 　そうです、子宝とは、一家一族を繁栄に導く宝なのです。
>
> 　子供は、親にとっての宝石や黄金と同じ宝物という言い方なのです。
>
> 　この様な表現を使うのは、やはり子供を、野生動物のように純粋に要求しているのではなく、社会生活の中で必要であり、使い道のある物として考える風潮から出た言葉ではないでしょうか。
>
> 　この様な言い方をすると、おまえはひねくれて物事を考える変なやつ、と思われます。
>
> 　しかし、私の言いたいのは、お子さんを本当に授かりたいと思っている人たちの心につけこんで、子宝商売をしている場面が多すぎる様に思えるからです。
>
> 　不妊で悩んでいると、藁（ワラ）をも掴みたい気持ちも分かりますが、子宝ではなく純粋に、いとおしいわが子を望むという考えに戻って、冷静に見直してみることも必要ではないでしょうか。

第2章
不妊、悩みの長い歴史

　年々増加するように見える不妊ですが、不妊は何時ごろから在ったのでしょうか。どのような歴史的背景を持っていたのでしょうか。
　東洋の歴史に限ってですが、不妊はどのような歴史があるか、その悩みの歴史を紐解いてみたいと思います。
　まず、中国の不妊の歴史、そして日本の事情も見てみましょう。

1．有史以前

　現在の人類が誕生したのは、おおよそ２０万年前とされています。
　その後、中国大陸では、黄河文明といわれる農耕文明が起こり、長い石器時代を経て、さらなる文明が形成されていきます。
　その間、小さな部落が各所に形成され、狩猟や農耕などが行われて来ました。

　小さな部落集団が統合され、中国最古の王朝とされている夏（か、紀元前2070年頃〜紀元前1600年頃と推定。今から4,000年位前）が出来ました。
　夏という王朝の存在は、未だ明確ではなく、文字も見つけられてい

ないため、この時代までの不妊に対する状況は全く不明です。

2．殷・周の時代

1）殷
　その後の王朝とされる殷（いん、紀元前1600年頃～紀元前1046年今より3,500年程前）になると甲骨文字が現れました。
　甲骨文字とは、亀の甲羅や獣の骨などに刻まれた中国最古の文字です。
　甲骨文字の研究から、産婦人科の疾患に対する認識、婦人の妊娠の有無を問う内容や、子が生まれるには、どのように祭礼をすれば良いかの、神意を問うている文などが読み取れるということです。
　しかしながら、今から3,000年以上前のものですし、出土される甲骨文字が刻まれた甲骨片にも限りがあります。少ない資料から類推す

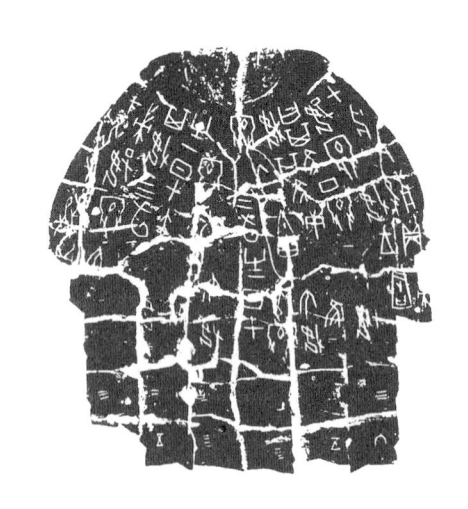

るしかない状況です。

2）周

　殷王朝を倒して王朝を開いた周（しゅう、紀元前1,046年頃～紀元前256年 今より3,000年ほど前）は、青銅器文化が花開いた時代です。
　釣り好きで有名な太公望は、この時代の人です。政治家であり優秀な軍師として知られています。
　中国最古の詩篇である『詩経』の中に、妊娠に良い薬草の記載があります。
　同時代に書かれたとされる『山海経』（センガイキョウ）という中国古代の神話と地理書にも、子孫が多く生まれるとされる木の実のことが書かれています。
　この木の実とは、「花は赤く木の表面が黒く、実はからたちに似ている」、とあります。この木の実については、甘橘系の実ではないかとされていますが、現在では伺い知れない様です
　又、『山海経』の中に「鴨」に似た鳥で、これを食べると子供を産み、育てるのに良いと解釈される文面も見つかります。
　このように、この時代でも不妊に対する治療法が渇望されていた事が伺えます。

3）殷・周

　殷・周の時代は、おおよそ1,000年間位あります。
　青銅器を自由に作れる技術が発達し、農耕も格段に進みました。植物に対する観察も細かく行われる様になりました。薬草についての知識も大変な進歩をみました。
　色々な病に対しての薬草が見つけられてきたのと同時に、婦人科疾患や不妊のための薬草なども多く見つけようと努力がなされていた

痕跡が見つかります。

4）王朝組織が子供を必要としてきた

　初期の王朝といえども、組織が出来れば後継ぎが必要になってきます。

　権力の頂点に君臨する王は、その権力構造を維持する欲望がでてきます。権力構造を維持するためには譲る相手が必要になります。もっとも信頼できて、かつ自分の自由になる相手でなければなりません。それは当然自分の子です。ですから頂点に君臨する王は、自分の子を自分の後継者として絶対に無くてはならないものとして渇望したのです。

　さらに王朝ができれば、それを支える貴族階級も出来上がります。貴族階級も既得権を維持発展させるために、後継ぎとなる子を必要としました。

　女性は、権力者の要求により子供を産まなければなりません。子供を産めたか産めなかったかは、大変な問題であります。子を産めた場合と産めなかった場合では、その後の生活に雲泥の差がでてしまいます。

　この時代、種々の病に効く薬草の知識が進みましたが、これらの事情により不妊に効く薬草の発見にも力が注がれ、需要も高かったことが推察できます。

　これは、もはや本能に従った子供を要求するというものではなく、単に自分勝手な権力欲を満足させるための子供づくりです。

　王朝組織が出来た事は、このように自分勝手な要求により子供を必要とする考えになっていく転換期ともいうことができます。

子供を自然の要求のもとに産みたいと思うのと、自己満足や社会的な要求で産まなければならないとでは、同じ子供を欲していることでも、その意味合いは全く違うことになってしまいます。

　前章の「不妊は病か不条理か」の所で書いたように、人は妊娠率が低い生物です。
　ましてや産まなければならないというプレッシャーは、女性の体に無意識のうちにストレスを与え、妊娠しづらい体、不妊に向かってしまっている可能性があります。
　これは何も女性だけでなく、親の地位財産を引継ぎ、さらに発展させていかなければならない使命を担った2代目、3代目となる男性も同じで、本人だけでなく周囲からのプレッシャーも相当なものだったのではないでしょうか。

3．春秋戦国時代（秦を含む）

　中国の歴史は、殷・周の時代を経て、春秋・戦国時代へと移っていきます。ただし周は凋落後、この時代にも生き延びていますので年代では重複しています。
　春秋戦国時代（紀元前770年〜紀元前206年）は約550年間位です。
　戦国期の時代というのは、戦火によって人々の暮らしが、日々脅かされる時代です。
　兵士達には、偉くなれるわずかなチャンスが有りますが、庶民にとっては、戦火と略奪という、ただただ悲惨な時代でした。

　反面、皮肉な事に、敵に勝つための戦闘用の武器類の研究開発が行

われたため、それに付随した科学技術が急速に進化しました。

　人民を戦乱による苦しみから解放させる国造りの新たな思想など、文化文明の進化も加速させました。儒教の祖、孔子や老荘思想の老子、荘子など諸子百家と言われるように多くの優れた思想家を輩出した時代でもありました。

　この頃に、東洋医学の基礎も確立されました。東洋医学や鍼灸医学の基礎となる、『黄帝内経素問』（コウテイダイケイソモン）や『黄帝内経霊枢』（コウテイダイケイレイスウ）という東洋医学初期の医学書が完成したとされています。

　『黄帝内経素問』という本の中には、全身を廻る20本の気血の通り道である経絡が明記されています。この内の「任脈」（ニンミャク）や「督脈」（トクミャク）「衝脈」（ショウミャク）という流れの「気血」の異変が女性の不妊と関係が強いと書かれています。

　『黄帝内経素問』と同時期で、最も古い経穴書とされる『黄帝明堂経』（コウテイメイドウキョウ）にも「無子」「絶子」「絶孕」や「不字」不字の字は妊娠するという動詞で、やはり不妊を意味する言葉ですが、この様な不妊に関係する病名や治療穴が記されていたようです。

　『黄帝明堂経』はその一部分しか現代に伝わらなかった本ですが、この本から引用された経穴書が数種残っていたため、これらを参照して復元本が最近完成されました。

　この様に東洋医学の経穴「ツボ」が成立した古代から不妊は、鍼灸治療の対象となっていたのです。

4．漢・三国の時代

　秦が滅んだ後、中国を再統一したのが漢です。興亡があったものの約400年続きました。その後、漢という統一国家は分裂し、蜀、魏、呉（ショク、ギ、ゴ）の三国時代になります。有名な諸葛孔明が出てくる三国志の時代です。漢から三国時代までの期間は、紀元前202年から西暦265年の約470年間です。

　この時代に書かれたとされる『神農本草経』（シンノウホンゾウキョウ）という薬草の本が伝わっています。365種の薬物が書かれていて、それぞれ薬物名には、その効能が記載されています。その中に「無子」「絶子」「絶孕」などの不妊に関係する病名が載っています。

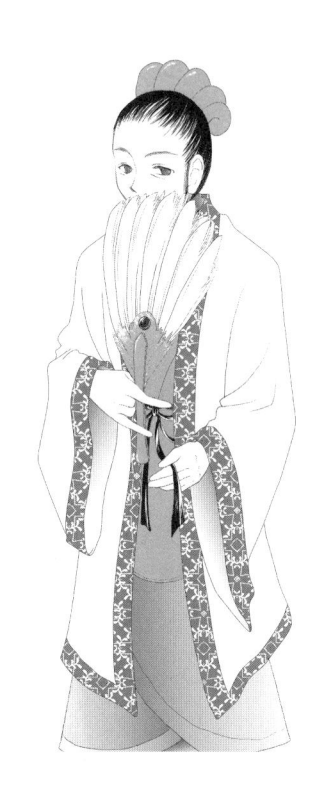

　湯液（漢方薬）の理論を完成させた『傷寒論』（ショウカンロン）という本もこの時代に作られています。さらに『傷寒論』と同じ湯液の原典『金匱要略』（キンキヨウリャク）には、「無子」という不妊症についての治療処方が記されています。
　特筆すべきは、不妊は女性の病と思われていた時代に、不妊の原因が男性にもあると、この『金匱要略』に明記されたことです。

5．晋（シン）・隋（ズイ）・唐（トウ）の時代

　晋・隋・唐の時代とは、西暦265年から907年の間の時代です。
　この時代は、文明の安定期になり、医療もますます発展しました。

　小野正弘著の『不妊症の歴史』という本の中には、この時代の不妊について、「医療経験の蓄積によって医学理論の水準も高くなり不妊症の治療方法も豊富になってきた。晋・隋・唐の時代になると不妊症の治療は明らかな進歩をとげた。」とあります。
　これには、この時代のほんの少し前、2世紀頃に発明された、紙の影響が大きいと思われます。
　紙が発明される前は、竹を短冊状にした板や、木を短冊状にした板を竹簡木簡（チクカンモクカン）と呼び、これに文字を書いて残していました。さらには帛書（ハクショ）という絹の布に書いておくことも行われていました。
　医学知識を記録するのに、板や竹を用いていては、記録できる情報量が限定されますし、帛書に書かれたものでは、高価で、広く流布させるには限界が有りました。
　紙の発明は、文化を広く行き渡らせるのに、飛躍的な効果と向上をもたらしたと思われます。

　晋代（265～420年）に完成した、鍼灸医学の教科書的な本『鍼灸甲乙経』の中には、「女子の絶子（子が出来ない）は、衃血（ハイケツ－凝固した血液）が体内から下らないため」として、「気衝」（臍の外側2寸の天枢穴の下5寸）や「関元」（臍下3寸にあるツボ）を治療穴としています。
　隋代（581～618年）に書かれた『諸病源候論』という1726項目の疾

第2章　不妊、悩みの長い歴史

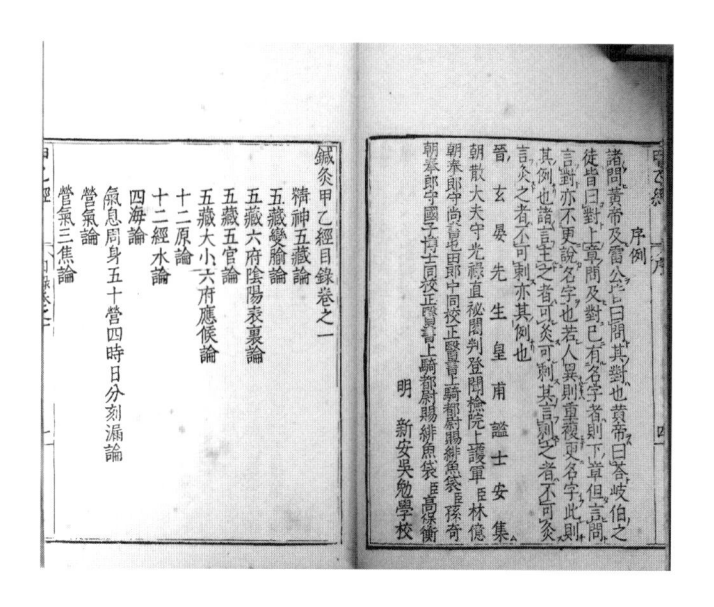

患とその病因と症候が記載された本があります。その第三十九巻「婦人雑病諸候」に不妊になる原因とその対処法が書かれています。

6．宋・金・元の時代

　宋・金・元の時代は、おおよそ西暦960年から1368年までです。
　紙に木版の印刷が出来るようになり、医学書においても編纂された本が印刷出版されるようになりました。
　それまでは本を持っている人の所へ行って、拝み倒して見せてもらい、自分で全部を書き写すか、普通の私人では敷居が高かったでしょうが、公的な文書館で所蔵されている本を書き写すしか入手方法は無かったのです。

この様な時代と比較すると、医学知識の広がるスピードは、格段に改良されてきました。
　さらに書き写しでは、誤字脱字どころか、行が脱落していたり、勝手に自分の考えを入れてしまったりと、正確さが不足していました。
　特に中国人は漢字を音で考えるので、何千と有る漢字の中で同じ発音の漢字と間違える事が間々ありました。
　印刷技術は、この様な信頼性の不足した文章の広がりを解消させ、正確な情報を流布させることが出来るようになったのです。

　この時代になると、鍼灸医学においても、経絡上の経穴と呼ばれる、「ツボ」の配置が統一され確立されてきました。
　宋代に『銅人腧穴鍼灸図経』（ドウニンシュケツシンキュウズケイ）という銅で作った人形に経絡と「ツボ」を彫ったものと、その解説本が出版されました。
　これは、現代の「ツボ」の位置の原典の一つになっていて、「ツボ」の効能効果も謳われています。
　『鍼灸資生経』もこの時代の著作です。病全般について治療法が書かれていますが、不妊治療についても詳細に書かれていて、不妊の症候別に用いる「ツボ」が書かれています。各「ツボ」へのお灸のすえ方や、鍼の深さや手技など、細かく書かれています。
　この時代になると、特に詳細に観察された不妊症の症候別に、鍼灸を用いた治療法が書かれるようになってきました。
　この当時に整理された、症候別の「ツボ」群の配置は、現在でも不妊症の治療の際の重要な指針として、鍼灸師は結構利用しているはずです。

7．中国不妊の歴史まとめ

　この様に中国では、文字が作られたのと同時と言ってよい位の時期に、文字により不妊という悩ましい状況が書き遺されてきました。

　不妊については、大昔、文明が出来た初期から悩まされ続けて来た、という記録が残っているということです。

　これから推測すれば、文字が無かった時代でも、集団で社会生活を営む組織社会が誕生した頃から、不妊という状態に人類は悩まされて続けて来たのではないでしょうか。

　そして、さらに文明が進み階級社会が明確になればなるほど、自分の子供を要求するようになりました。

　その要求が叶えられないと、ますます悪循環と苦し紛れが続き、不妊がより顕著に、多くなって来たのではないかと思われます。

　そのため不妊の治療法は、時代とともに詳細を極め、その当時当時の最先端医療知識が投入されてきたように見受けられます。

8．不妊、日本の歴史

　日本の湯液や鍼灸などの医療知識は、日本が西暦600年頃に中国に遣わした、遣隋使や遣唐使によりもたらされました。

　その後、わが国は西暦701年に大宝律令（タイホウリツリョウ）を制定し、その中で医療の制度として、薬を用いる医博士、按摩を行う按摩博士、鍼灸治療を行う鍼博士が制定されました。

1）医心方

　平安時代、鍼博士として名声の高い丹波康頼（タンバヤスヨリ）が

『医心方』を編纂しました。
　『医心方』は、日本最古の医学書であると同時に、平安時代に存在していた、入手可能なあらゆる医学系の本を参照して編纂された、日本が世界に誇る東洋医学の重要な書籍なのです。
　中国人は漢字を音で理解するため写し間違いが起こると書きましたが、日本人は音として漢字を理解する歴史が浅く、更には日本人の几帳面さから、写された本は誤字脱字の少ない信頼性が高いものでした。そのようにして編纂されたものですから、その意味でもこの本の重要性が理解できると思います。
　『医心方』は医学全体について書かれています。その中で、不妊については、『医心方』巻24に「子無きを治する方第一」という項目があり、中国の種々の文献から引用して、不妊の治療方法が述べられています。

　更に『医心方』の中には房内という篇が有ります。これは、房中術、つまり性生活のための指南書です
　前出の小野正弘先生によると、中国王朝では、子を産まなければならないという切実な後継ぎの必要性から、「いかにしたら子供が授かれる最適な性交が出来るか」、という指南の書として、この房中術が生まれたのだ、と書いています。
　更に、房中術についての知識は、日本おいても同じ後継ぎを求めるための必要性から、大変需要が多く、小野先生は、この『医心方』の中の房内篇は、「平安時代の貴族の間でのベストセラーであった」、と書いています。

2）江戸期
　江戸前期には、香月牛山（カツキギュウザン）が著わした『婦人寿

草』(フジンコトブキクサ)という、産科養生書が有り、この中にも不妊治療についての項目があるということです。

江戸期には、婦人科を扱った専門書が何冊か出版され、その中には不妊に対する治療法も書かれていました。

又、『鍼灸重宝記』の様な、鍼灸治療のための教科書的出版物も多く出版され、その中の「諸病の治療法」という項目の中に治療すべき諸症状と共に、不妊の治療法も記されています。

江戸期までの薬師や鍼師の教科書には、必ずと言ってよいくらい、不妊の治療も書かれています。

つまりそれだけ需要が多かったということで、我が国においても、不妊というのは連綿と続く悩ましき治療対象の一つであったと言えます。

江戸期日本の不妊の治療法については、当時の医療の最先端を行っている中国の医書からの抽出がほとんどで、特筆できるものは、ほとんど無いようです。

ただ一点、江戸時代に行われていたとされる中条流の「子孕みの灸」は、日本独自の灸点で、これは現代でも多くの鍼灸師達が、不妊治療に応用しているようです。

3) 明治から昭和へ

明治維新で出来た明治政府の施政方針の一つに、国の経済発展と、軍事力の増強を促す富国強兵策がありました。

そのためには、国民の数を増やすことでした。産めよ増やせよの時代です。

結婚した女性は、沢山子供を産むのが義務のように思われていました。10人兄弟なども珍しくない時代でした。

この時代、当然お子さんに恵まれない不妊の方もいたことでしょう。

たぶん今の時代よりも、不妊の女性は肩身が狭く、子を産めないという理由だけで離縁される可能性も多々あったと聞いています。

明治政府は、医療に関しては富国強兵の旗印のもと、外科医学などの軍事医学が優れていたドイツ医学を、正式に日本の医学として採用しました。

漢方や鍼灸など東洋医学は、戦争で負傷した兵士に対する医学としては大変脆弱だったのです。

ところが、昭和に年号が変わる頃、皇漢医学（皇国の日本と漢代中国との融合した医学という意味）として、漢方や鍼灸が見直された時期がありました。

この当時、不妊で悩んでいた方たちは、外科を中心としたドイツ医学より、人を人として見る、漢方医学や鍼灸医学に救いを求めたのです。

多くの不妊患者さんを治療する機会を得た鍼灸師は、過去の文献から、不妊に効果を発揮するであろう「ツボ」を探し出し、色々と試行錯誤がなされました。

雑然とした古典の中の不妊の治療法や「ツボ」の選択などが整理されました。

この様な時代を経たため、日本の鍼灸界は、比較的不妊治療を謳う鍼灸治療院が多く見受けられるのです。

第2章　不妊、悩みの長い歴史

> **コラム2**
>
> ❖鍼灸の流派❖
>
> 　鍼灸は国家資格によって保障された、医療を提供する技術です。
> 　3年間、鍼灸学校で技術と知識を学んだ条件のもと、国家試験に受からなければ鍼灸師と名乗れません。
> 　国家試験に合格した鍼灸師とは、国が定めた鍼灸の技術的水準に合致している、ということなのです。
> 　合格者は、全員同等の知識と技術を持っているという事ですから、法律的には流派を名乗ることは出来ません。
> 　しかし、鍼灸は古い歴史を持っています。古典芸能のように、ある程度流派が出来るのも当然だと思います。
> 　現在の日本で行われている鍼灸の流派を、私の知る限りで整理してみました。
> 　ただ鍼灸の場合、生け花や茶道の様に家本制度という様なしっかりとした組織では有りません。鍼灸でも流祖が居て、代々引き継いで流派を名乗っている場合も有りますが、ほとんどは勉強会形式で行われています。ですから鍼灸の治療方針のおおよその分類と考えて下さい。
>
> ①古典派
> 　東洋的な考えを基準に治療体系を考え、気血や陰陽五行論などを治療の中心にすえ、経絡、経穴（ツボ）を治療の対象にしている流派です。
> 　本来は主流でなければならないのですが、現代では古典的な体の仕組みや治療体系が、大変理解しづらいので、習得に時間がかかり、この系統に属する鍼灸師は減りつつあるのが現状です。
> ②現代医学派
> 　現代医学の知識を主体にして考える流派です。筋肉や骨などの解剖学的な知識が豊富な人達です。スポーツ選手を治療したり、鍼灸の資格を持ったトレーナーなど　　もこの流派に分類されます。
> 　鍼を刺して、そこに電気を通す治療を行う先生方の大半はこの流派の分類に属すると思います。
> ③折衷派
> 　現代医学の考えと東洋医学の考えの、良いとこ取りの流派です。へそ曲がり的に言えば、両方の良いところがちゃんと生かされているかが問題です。

④独自派
　鍼灸学校で教わったことを中心に、自分独自の経験を重視して、どの流派にも属さない人たちです。
⑤中国鍼灸派
　鍼灸は中国で産まれましたが、伝わった国により、独自に発達します。日本の場合は、皮膚の繊細さから、鍼が細くなってきました。鍼が細いと刺しにくくなります。そこで開発されたのが、鍼管です。
　中国や韓国では、基本的には鍼をそのままぶすっと刺します。ですから、鍼は若干太めです。鍼の治療理論は古典派と似ています。しかしこれも、古典文献の解釈の仕方により若干の違いが出てきます。

　ここに示した流派は、治療方針によって分類されています。
　治療方針が明確な事は、鍼灸学校で勉強しただけでなく、優秀な先生が主催する勉強会で修練をしてきたということなのです。
　しかし、独自派の人の中にも、天才的な感性を持った方もいて、独自の治療法で好成績をあげている先生もいます。
　鍼灸治療を受けようと思った時、どの鍼灸院を選べば良いか、悩む場合があると思います。この様な分類が解っていると、電話等で治療方針を問合せした場合、その返答から自分の望んでいる鍼灸院を見つける目安になるかもしれません。

第3章
女性の不妊、その分類を考える

　不妊を現代医学的観点で分類しようと考えた場合、分類目的によって原因別、病態別、検査項目別、治療方法別と、多岐にわたります。
　どういう目的で分類されたかを見極めないと、頭が混乱するばかりです。
　ここでは、東洋医学的な治療を前提としていますので、鍼灸治療に効果が期待できる不妊か、それほどでもないかを知るために、器質性不妊と機能性不妊の二つに大別してみます。

1．器質性不妊

　器質性不妊とは産婦人科で行われる基本的な検査で、妊娠にかかわる異常が見つかった、原因の明確な不妊症を指します。
　不妊症の原因因子の分類方法も文献により様々ですが、ここでは西洋医学的な不妊の解決方法を論議する場ではないので、詳細は述べませんが、参考までに以下のデータを示しておきます。

女性の不妊因子別の割合です。
卵管通過障害　　31.2％
　（卵管内での受精障害や受精卵の通過障害）
排卵障害　　　　9.8％
　（視床下部・下垂体・卵巣系の異常　内分泌因子異常ともいう）
子宮内腔異常　　2.5％
　（子宮筋腫や子宮奇形、子宮内膜の異常などの着床障害）
その他　　　　　7.2％
特に異常無し　　49.3％

２．機能性不妊

　機能性不妊は、不妊の原因検査を行っても、不妊の原因が特定できない場合の不妊を言います。原因不明不妊とも言います。
　機能性不妊（原因不明不妊）の頻度は、全不妊症患者の10〜20％と書かれている報告が多く見受けられます。
　ただし、各々の病院・施設で検査する項目や診断基準が必ずしも一致していないので、機能性不妊（原因不明不妊）と判定される確率は、施設間で差があり、同じ様な割合で出てくるとは限りません。
　前出の女性の不妊因子別割合でも、「特に異常無し」は、機能性不妊のことですので、この報告では50％近くが機能性不妊（原因不明不妊）として集計されています。

3．器質性不妊と機能性不妊の比率

　注意しておかなければならない重要なことがあります。
　女性の不妊検査の結果報告で、「特に異常無し」とする機能性不妊の割合を10～20％と低く報告している施設は、不妊の原因を80～90％見つけられる検査能力の優れた、優秀な施設であると考えがちです。
　これと比較すると、女性の不妊原因の検査結果で50％近くが、「特に異常なし」と結果を出した施設は、検査項目や検査能力が低く、不妊の原因となる不妊因子を発見出来ない能力の低い施設ではないか、と考えてしまいます。
　しかし、こういう考えは全く違うのです。現代医療の矛盾点の現れなのです。

4．医師の診断

　これは医師の資格制度から出ているのです。
　お医者さんは、法律的に他人の病の診断をすることが出来、病名を確定出来る唯一の資格者なのです。
　お医者さんは、国から与えられた、この特権的資格によって、病名を付けなければいけない義務が有る、又はその権威を維持するためには、患者さんに病名を明示しなければならないと思い込んでいるのです。
　体の具合が悪くて病院に行くと、診断して病名を付けてくれます。
　この時、お医者さんの資格もさることながら、患者さんも病名を付けてもらう事を望んでいるのです。患者さんは病名が付かないと不安ですが、病名が付くと安心するのです。

不妊治療の医師も、不妊の患者さんに付ける機能性不妊という診断からも、その傾向がうかがえます。

　患者さんが望んでいるのかどうかは判りませんが、機能性不妊という言葉を使い、原因不明の不妊症です、とは言ってくれません。

　もっとも普通の不妊検査を行って異常が見つからなかった場合を機能性不妊、更に精密に検査をしても原因を特定できなかった場合、これを原因不明不妊としているという考え方もあるようですので、一概には言えないかも知れませんが。

　どっちにしても、医師は出来るだけ原因のある、病名が付けられる不妊症と診断したいのです。

　ですから、病院では不妊症の検査に限らず、検査というと、何かどこかに関連する異常がないかと必死になって探します。

　その結果、不妊でも少しの異常が見つかれば、原因のある器質的不妊に分類したがります。そこで必然的に器質性不妊（原因の有る不妊）の割合が多くなってしまうのです。

５．不妊治療に鍼灸も考えてみましょう

　なぜここで、このような事を云うのかと言うと、お医者さんの悪口を言うわけでは有りません。

　鍼灸で不妊治療をしようと思った場合、原因の判っている器質的不妊は、まず西洋医学的な治療で不妊の原因を治療する方が良い、と書かれている事が多いからなのです。

　器質性不妊と診断された人の中には、無理やり原因を見つけ出されている不妊、又は軽微な異常で妊娠出来ないという程では無い場合の不妊が、ある程度含まれているということなのです。

器質性不妊と診断されたとしても、機能性不妊（原因不明不妊）に分類される可能性の有る患者さんが多数含まれていると考えるべきなのです。

　器質性不妊と診断された不妊の患者さん全てに、東洋医学は有効だから併用してみるべきだと言っているのではありません。
　妊娠に必要な臓器、卵巣や子宮そしてそれらを支配している脳やホルモン分泌器官が、正常な機能を全う出来ていない場合、そのような患者さんの診断は、東洋医学では無理として、無視してしまうのではなく、単に臓器が弱っていて、その機能が十分に発揮出来ず、異常値を出している器質性不妊も充分に考えられるのです。
　そのような場合、鍼灸で人間の持っている自然治癒力を鼓舞させれば、機能を回復させられる事も十分考えられるという事なのです。
　この様に、機能性不妊だけでなく、器質性不妊と言われた場合でも、鍼灸治療を試してみる価値は大いにあると言いたいのです。

6．器質性不妊の現代医学と鍼灸の併用例

　不妊治療で当院に来院された患者さんで、主訴や既往症を記載して頂いた所、左右の卵管が詰まっていてクリニックで色々な処置をしてもらったが改善は見られなかった。また右側の卵巣も機能をしていなくて、かろうじて左の卵巣が機能している状態とのこと。状況から体外受精しか妊娠する方法は残されていない事をご本人は充分に理解していました。
　ただ機能している卵巣もそれほど完全ではなく、体外受精のためホルモン剤の投与や採卵などの強い刺激に自分の卵巣が耐えられるの

か不安が一杯との事でした。もし何か起こればとりあえず機能している方の卵巣もダメになる、つまり妊娠は絶望的になる可能性を秘めていいて気楽に体外受精に挑戦出来なかったとの事でした。

そこでお医者さんに相談して、半年から一年鍼灸治療を受けたいとの了解を取り、当院に来られたとのこと。

半年間鍼灸の治療をして、クリニックに行ったところ、卵巣の状況は大分良くなっていて、採卵は充分に可能とのことで、体外受精に挑戦したとの事でした。残念ながら今回は受胎にまでは至りませんでしたが、鍼灸治療を続けながらなら、また体外受精に挑戦できると、ちょっと残念な、又次への期待が持てている安心感のあるお顔で微笑んでいらっしゃいました。

7．医師の言い分

器質性不妊と診断したがるお医者さんに言わせると、別の見方が有ります。お医者さん達の言い分として、原因不明の不妊と診断した場合、患者さんは、原因不明イコール病気ではないと考えます。

すると、お医者さんから人工授精や体外受精を提示された時に、病気でもないのになぜ？　と納得できず、時間を浪費する結果となってしまう場合があるそうです。

原因不明不妊の場合も、実際には発見出来ない不妊の原因が有ると、お医者さん達は考えます。

原因が発見できないのだから、原因追及に時間をかけるより、次のステップ、つまり人工授精や体外受精に進んだ方が良いという事になるわけです。

不妊の患者さん達を、より良く説得するために、器質性不妊と診断

第3章 女性の不妊、その分類を考える

しておいた方が、その後の不妊治療のステップアップを考えた時、患者さんのためになって来ると考えている場合もあるそうです。

お医者さん達の考えも無視はできませんが、不妊の治療を考え始めた場合、このような背景もあるということを知っておいていただき、是非東洋医学である鍼灸も考慮に入れて頂きたいと思います。

> **コラム3**
>
> ❖**鍼灸は体表観察医学です**❖
>
> 　鍼灸の発生は、古代中国です。鍼灸体系がより完成に達した年代は、孔子を祖とする儒教が全盛となってきた時代とされています。
> 　人体解剖などはもってのほかで、人体解剖を行ったことによって死刑になった事例も記録に残っています。
> 　そのため、鍼灸医学は、体表から体の中の状態を推測して、病の原因や状態を考えなければなりませんでした。
> 　そうなると、必死になって体内の状態を、体表からの情報で得ようとしました。
> 　体表を見て触って、当時の最先端思想である五行論などを駆使し、経絡の流れに沿ってて診断し、異常が無いかを調べます。例えば硬結や皮膚表面の粗さや滑らかさなどを観察し、これらを気血の流れぐあいとして整理して、治療点であるツボを見つけだしていったのです。
> 　東洋医学とは、迷信やでたらめではなく、再現性を追及し苦しんでいる病人を、いかに治せるかを目指した、当時の中国人の必死のデータの集積なのです。
> 　不妊治療についても詳細な観察が行われていて、不妊にいたる病の病状観察は、大変なものです。
> 　特に、自覚症状として現れる病状、痛みについても、その場所や痛む時間帯まで分けて観察していますし、子宮からの出血についても、その量や色など細かく観察されています。

第4章
男性不妊

　男性の不妊症も、「不妊、苦悩の長い歴史」で書いたように、すでに2,000年以上前から知られていました。
　ただそれを認めたくないという男のわがままから、不妊をすべて女性に押し付けてきた歴史が有ります。
　現在の統計では、男性不妊の割合は全体の40％以上有るとされています。

　男性不妊の検査は、女性の場合と比べると比較的簡単に済みます。
　それでも男性は、不妊治療のための検査にはなかなか行きたがりません。
　もし自分が不妊の原因と知らされた時のショックに、男性は男性優位の性生活を送って来ただけに、それに耐えられるだけの精神力が有るか、自信が無いからなのです。
　更には、最近の男性の優しさが拍車をかけているのではないでしょうか。自分のせいで妻に子供を抱かせてやれないと考えると、妻への申し訳なさが心に膨らんで、その心の整理が出来なくなってしまうようです。
　逆に、妻が不妊の原因の場合、男は自分で子を産むわけではないので、比較的優しく諦められるようです。

1．男性不妊の分類

男性不妊の原因は、大きく分けると次の4つです。

1）造精機能障害

造精機能の障害とは、精子を作る能力が低いか、全く無いものを指します。

男性不妊の80％以上がこの造成機能障害と言われています。

造精機能障害の原因により、精子が全く産生されないか、産生される数や、精子の質が変わってきます。

ただ、この造精機能障害にも原因不明とされるものが有り、50％〜60％が原因を特定できないそうです。

この原因不明の造精機能障害を突発性造精機能障害と分類しています。

突発性造精機能障害は、軽度、重度の乏精子症、精子無力症、無精子症などに分類されます。

2）精子輸送障害

精子を送り出す男性性器の器質的な障害です。精子を作る陰嚢から精子を放出する射精管までの間のどこかの通路に狭窄や閉塞が起こり、精液中の精子の数が少なくなったり、全く無くなってしまう障害です。

男性不妊の10％程度とされています。

3）精子妊孕性障害（セイシニンヨウセイショウガイ）

作られた精子の運動能力が低下していて、精子が受精するための能力を低下させている障害の事です。

4）性機能障害

勃起不全と射精障害に分けられます。

勃起障害とは、何らかの原因によりペニスが勃起しない、又は勃起が不完全で性行為が出来ない場合を指します。

射精障害とは、射精が不能なため、女性の内性器に精液を送ることができない場合と射精は出来るものの、膣内に射精出来ず、自分の膀胱の方に逆流する障害などです。

約５％程度がこの精機能障害と言われています。

２．男性不妊の鍼灸治療

男性不妊の分類に有るように、男性不妊の多くは造精機能の障害です。

とりわけ原因の不明な、突発性造精機能障害が半分近くを占めています

この突発性造精機能障害については、現代医学での治療法として薬物療法などが有るそうですが、精子の数や質を向上させる効果は人それぞれで、効果の出方も違うようです。

男として最も歯がゆいのが性機能障害です。性機能障害は、男性不妊の中では、自分ではっきりと認識できる障害です。しかしこの中の多くは、精神的な原因で起こる勃起不全も多く含まれます。

女性の不妊でも書きましたが、男性不妊も原因の分からない機能性不妊がその多くを占めています。

この機能性不妊については、女性の不妊と同様に、現代的な治療だけでなく、鍼灸治療も考慮に入れる要素は充分にあると思われます。

1）男性不妊の検査
　特に男性不妊では、医者さんの特性である、病名を付けたがる傾向が、悪い方向に働いている場合が有るようです。
　お医者さんは、不妊の原因を見つけ、病名を付けようと一生懸命で、お医者さん本人は気づいていないかも知れませんが、お医者さんのちょっとした言動が、患者さんに、悪い影響を与えてしまう事があります。
　例えば、精子の検査をしている時、何気なく精子の動きが少し悪そうだなと、お医者さんは顕微鏡を見ながら、独り言を言ったとします、すると聞いていた患者さんは、もしかしたらと思っているわけですから、自分の精子が原因で不妊なんだと思い込んでしまいます。
　精子の寿命は大体7日から10日位ですから、1週間以上性交をしていないで検査に望めば、その場での採取でも1週間前の、よたよたの精子も含まれるわけです。
　思い込んでしまうと、精子の運動能力が不妊の本当の原因でなくても、結果的に男性不妊になっていってしまう事も充分に考えられます。
　精子の検査は簡単であるがために、逆にあまり注意がなされずに行われてしまう事があり、再検査もなかなか行われない現実も有るようです。最悪、お医者さんの一言で本当の男性不妊になってしまい、人工授精や、体外受精へと進んでいってしまうケースもあるようです。
　このような例は稀なことでしょうけれども、知らないよりは知っておいた方が、不妊治療のステップアップのときの判断材料になると思います。

2）ストレスと東洋医学
　原因不明の場合や精神的な原因の男性不妊に対して、その人の持っ

ている生命力を強化することで、改善がみられる場合が多々あります。

　東洋医学では、精神的なストレスが進むとそのストレスに対応した病を引き起こす可能性を示唆しています。

　精神的なストレスを恐・怒・思・悲・憂・喜・驚の七種類に分類して、その総称を七情としています。

　この七情の起伏によって起こる、病変の原因を内因と言います。つまり心（こころ）の変化で起こる病の原因は、体の中、心に起因するため、内因と言うのです。

　東洋医学は、不妊の原因が、男の自分にある可能性が出てくると、その結果に恐れたり、思い煩（ワズラ）ったり、まさかと言う驚きなどの、感情の変化が体調を崩す原因となって、ますます男性不妊を増強させてしまう可能性を示唆しています。

　これは当然男性だけに限ったことでは無く、女性にも当てはまることです。

3）肉体の治療は精神力も強化

　次の章の「東洋医学の仕組みを知っておこう」の中にある、五行理論から、恐れは腎を弱らせます。思い煩うと脾を、驚きは肝に影響があると言われています。

　東洋医学での不妊治療には、この様な精神的な治療も含め、生命力を強化する事を主眼として、脾や腎、肝などの機能を強化する治療法を行います。

　東洋医学の考えの中で、特に五臓の中の腎は、精を蔵するとされます。これは「先天の気」で、親から受け継いで子に引き継ぐ「気」です。腎を強化することによって、この子へと引き継ぐための「先天の気」の力が改善さるのです。

次に肝ですが、肝は「血」を蔵し、筋（スジ）を主（ツカサド）ります。肝の経絡は陰器をめぐります。陰茎（ペニス）は、筋ですから、肝の「血」が十分に働ければ男性の性機能を正常導く可能性が大いに有ります。

具体的には、腎の経絡と肝の経絡を調べ、「気血」の滞（トドコオ）りが無いかを見て、滞りが見つかれば、その滞りである「気血」の流れを改善させる治療を行うのです。

この様な治療法は、現代的に言えば、血流を改善させたり、自律神経の調節機能を向上させ、精巣機能を活発化させると言う事が言えます。

先にも書きましたが、腎肝の強化治療は、現代生活で付きもののストレスに対抗出来る底力が付き、ホルモンバランスが整ったり、胃腸の働きが促進されたりと、不妊の治療に効果が期待出来るのです。

ご夫婦で不妊検査を受けた場合、男性側に不妊原因が見つからなかった場合でも、鍼灸治療は男性の体の状態を最善に持っていく治療をしますので、精子の状態をも最善にもって行ける可能性があり、大変有効と考えられています。

コラム4

❖不妊とお灸と冷え症❖

不妊症の治療に鍼灸を加えたいと考えた時、若干お年を召している方達、年齢で言うと80歳程度でしょうか、この位の年齢の方からのアドバイスが受けられる立場にいる人は、「お灸は不妊に良く効くから」とお灸の治療を進められたことがあるかも知れません。

第4章　男性不妊

　一昔前は、不妊というとお灸という考え方が一般的だった時代がありました。

　江戸時代に鍼治療は、体に鍼を刺すため誰でもが行える治療法としては危険性が高いので、鍼治療を行える人は専門の人に限られるという専門性を重視しました。それと同時に、盲人政策のため、鍼を盲人の職業としても専門化しました。
　一方お灸は、江戸時代よりも以前から、危険性も低く、お灸のための艾（モグサ）も入手が比較的簡単だったので、庶民でも行える治療として、同時に健康維持の方法として一般に広がっていたのです。
　昭和の後半位までは、薬局で切艾（キリモグサ）といって、素人でも簡単にお灸が出来る艾（モグサ）も売っていました。
　最近はそれに取って代わって、千年灸の様な直接皮膚を焼かない間接灸用に作られた艾が売られるようになってきました。

　特筆すべきは、昭和初期に、深谷伊三郎という名鍼灸師が登場し、お灸を専門に色々な病の治療を行いました。
　この先生の業績はすばらしく、その中には当然不妊の治療もあり、多くの実績を残されました。
　後に続く鍼灸師達は、この先生の業績を大変重視し、不妊治療はお灸を主に行う、という先生方が増えたのです。このことから、一般の方々の認識も不妊治療はお灸で、という考え方が増えたと思われます。
　深谷先生の書かれた本の中に、「不妊治療で、自分は冷え性だからお灸に来た、お灸は熱いので冷え症に効くはずだ、という方が居る。素人はこのように単純に考える。いやはやである」、と書かれていました。
　鍼灸治療とは、経絡の流れをよくすることが治療であり、熱いイコール冷えに良いということではないのです。深谷先生のお嘆きは、もっともだと思います。
　鍼灸治療は、背景に東洋医学の治療理論が有るのです。深谷先生は、お灸を用いて実践した名鍼灸師でしたが、鍼でも同じ効果を出している先生方も大勢いらっしゃいます。
　不妊治療は、お灸だけでなく鍼も非常に有効なのです。

第5章
東洋医学の仕組みを知っておこう

　現代医学の医学知識は、高度な医学知識は別として、基礎的な所は学校などで勉強していて、なんとなく知っているような気がします。
　さらに不妊治療のような専門的な分野においても、自分がその治療を受けなければならない環境に置かれると、大なり小なり調べてみようという気になるようです。
　現代医学的な不妊治療について調べようとすると、本屋に行けば、入門書のような、気軽に読めるよう工夫された、良い本を簡単に入手することが出来ます。
　ところが東洋医学の本となると、その入手が難しいだけでなく、根底に流れる考え方が、今まで学校等で学んできた人体に対する考え方とは、基本的に異なり、混乱するばかりだと思います。
　ここでは、簡単に東洋医学の基礎を示し、東洋医学的な不妊治療を、より良く理解していただける資料にしたいと思います。

１．西洋医学と東洋医学の違い

　西洋医学と東洋医学の違いは何なのでしょうか。

西洋医学は科学的、東洋医学は感覚的な医学でしょう、などとは答えないで下さい。
　西洋医学と東洋医学の違いを簡単に言うと、根底に流れている思想の違いなのです。

　西洋医学は、部分を重視した唯物論的な考えです。人間を物としてとらえ、部品の集合体と考えます。各臓器や骨、骨格筋などの機能を詳細に調べ、体にとってどのような働きをしているかを知りたがる医学です。この臓器や骨や筋肉などがどのような働きをしているか理解しないと病人の治療が出来ない医学です。
　東洋医学は人間の体全体、ひいては人間の体を自然の中の一部と考え、常に流れ変動していくと考える医学で、陰陽五行思想を根底にしていることです。

２．西洋医学とは

　西洋医学と東洋医学の違いを理解するために、まず西洋医学について解説してみたいと思います。
　西洋医学ですが、現在我々が普通に西洋医学と言っているのは、現代医学のことです。
　これは、1700年代後半から起こった産業革命に触発された医学で、歴史的には250年程度の日のまだ浅い医学なのです。
　今から250年以上前の医学はというと、ヨーロッパではキリスト教全盛時代の医学でした。
　キリスト教の教義は魂の救済であり、病によって起こる肉体の苦痛を取り除くことに力を注ぐことは、キリスト教の本義と相いれないと

いう考えが主流でした。
　したがって、キリスト教下では、医療救済活動はどうしても本流にはなれませんでした。
　古代ギリシャ等には優れた医学思想がありましたが、キリスト教が全盛になると、これらの知識が継承されることなく、学問としての医学は低迷してしまいました。

　それが、1700年代に思想革命が起こり、キリスト教絶対だった所から、自然科学の進歩発展により、現代医学の基本的な思想である唯物論が台頭してきました。
　つまり、人間は神によって作られたのではなく、人間の構造は、理解可能な物質の集合体で出来ていると考えるようになってきました。
　人間の体の構造や機能について、未だ分からない部分が有っても、科学が進めば必ず理解可能となってくるという思想です。

　極端な言い方をする哲学者も現れ、例えば、人間は車と同じで、心臓や肝臓などの各部品から成り立っているという考え方です。
　この様な考え方から、自然科学と医学が融合した、唯物論医学が発達しました。
　人間を部品の集合体と考える医学は、解剖学を重視したため、外科も進歩しました。
　さらにこの様な医学の進歩を加速させたのが戦争です。戦争によって負傷した戦闘員の治療には、内科より外科が絶対に必要だったからです。
　現代医学という現代の日本の医学は、人間を部品の集合体と考える医学から出発した医学なのです。治療に当たっても、治療する部位によって専門が異なり、胃などの消化器科や、心臓などの循環器科な

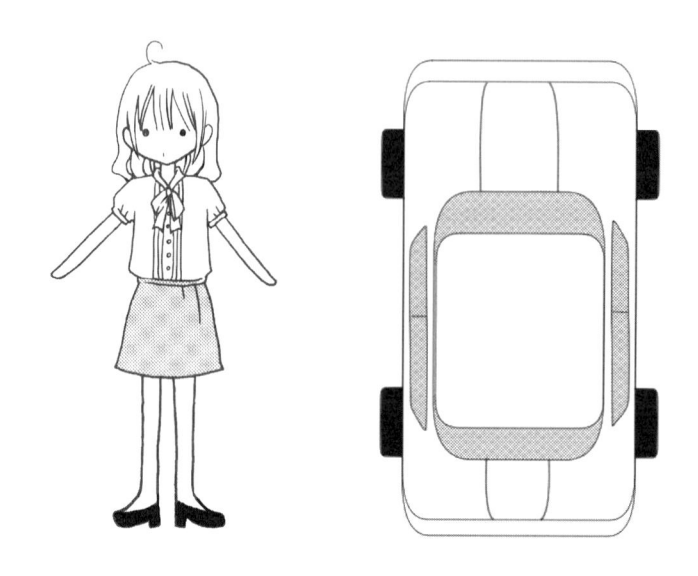

ど、色々な科が病院には出来てしまっているのです。

3．東洋医学とは

　東洋医学は、自然を自然のままに見る事を重視した医学です。それでも病を観察した時に、病を理解するための基本思想が必要になります。
　この基本思想が、陰陽五行思想です。この陰陽五行思想を根底に、人間全体の流れを重視した医学が東洋医学ということです。
　陰陽五行思想とは、陰陽と五行論から成り立っています。

1）陰陽論
　陰陽論とは、自然界をすべて陰と陽とに分けることが出来ると考え

第5章 東洋医学の仕組みを知っておこう

る理論です。

ただ、陰も陽も物ではありません。状態を指します。

例えば人間でいうと、男は陽的であり、女は陰的です。男は外に出て働くため陽、女は内で家事仕事をするので陰、と考えます。

しかし、陰陽論では絶対的な陽や、絶対的な陰は少なく、男である陽の中にも陽と陰の比率で男らしさが変わってくると考えます。男でも家事の好きな方もいますし、女性的な方もいます。

完全に男らしい男、つまり陽中の陽ですが、この様に女性的な部分が全く無い男性などなかなか居ないと考える、つまり絶対的な状態など、めったに存在しないと考えるのが陰陽論なのです。

ここで言っている男女の例については、あくまでも陰陽論を理解していただくための比喩ですので、誤解の無いようにお願いします。

①陰主陽従

もう一つ例をあげますと、植物では、根は暗い土の中にありますので陰です。葉はお日さんに向かって広がりますので陽となります。

ただし根は土の中に在りますが、基本的な栄養素を根から吸い上げるので、植物の主体の部分です。ここから陰主陽従という考えが生まれました。

余談ですが、話を男女に戻しますと、何となく我が家の妻の強さが納得出来ます。

更に、陰である妻が元気で活発に動いていると家庭の中は明るくなっていますが、妻に元気が無いと家の中が暗くなります。陽である夫の私など元気だろうが元気でなかろうが、あまり影響しません。

体内の蔵府を陰陽で区別すると、陰は蔵、陽は府となります。

体内でも陰主陽従の関係は同じで、陰である蔵が元気であることが重要です。この陰を元気にさせるための治療体系が東洋医学の特徴な

のです。

2）五行論

　次に五行論です。これは、すべての物質や現象を、木・火・土・金・水の5つの要素に分けて理解しようとした思想です。
　例えば人間の重要な臓器は、肝（木）・心（火）・脾（土）・肺（金）・腎（水）の5つとなります。味覚なども酸（木）・苦（火）・甘（土）・辛（金）・鹹（塩辛い）（水）のように分けています。

　五行論など古臭い思想で、現代医学からみれば的外れの迷信だ、という意見もあります。
　しかし別の見方をして見ると面白いと思います。
　例えば五行とは、5つの引き出しの付いたタンスだと考えて下さい。
　散らかった部屋を片付けるのに、5つの引き出しの付いたタンスに、それぞれ五つに分けて片づける、しかも各引き出しには分類名を書いておいて、そこに分類ごとに入れていけば整理が楽です。
　また取りだす時も迷うことなく取り出せます。
　医学的にいえば、ごちゃごちゃの病症や病名、主訴などを整理整頓するための方法論です。
　五行論は医学のために有ったのではなく、古代中国の思想の一つです。
　東洋医学は、この五行論をうまく使いこなしてしているのです。

①五行の相生（ソウセイ）関係

　ただこの5つの要素と言うのは、分けただけではありません。
　木はこすり合わせると火を起こせます。

火は燃えて灰を作り、これが積もり積もって土となります。
　土という土壌の奥深くからは、銅鉱石や金鉱石などの金属を掘り出すことが出来ます。
　金属の塊は置いておくと温度差から空中の水分を凝集して水滴が付き、水を生むことができます。
　水は植物である木を育てます。
　この様な連鎖を五行論では、相生関係、つまり次々と相手に有利になる状況を作り出す関係にあると考えるのです。

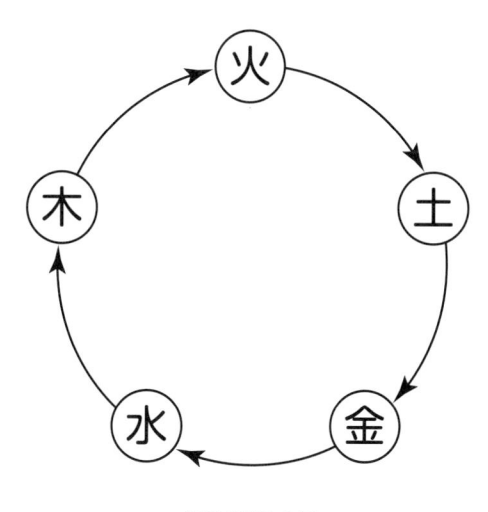

相生関係の図

②五行の相剋（ソウコク）関係
　木は土を割って生え、
　土は水をせき止め、
　水は火を消し、

火は金属を溶かし、

　金属は木を切る道具になります。

　五行の相生関係とは別に、木火土金水の並びの一つおきに、相手を制御する関係です。このような関係を相剋関係と言います。

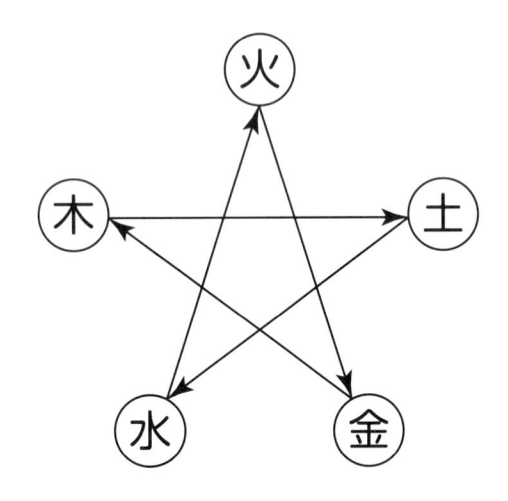

相剋関係の図

　五行理論とは、5つに整理された引き出しだけでなく、引き出しごとに有機的につながっている関係を示していて、理論的な広がりを持っているのです。

3）陰陽五行理論による東洋医学の生理学
　このように、東洋医学の根底にあるのは、陰陽五行思想です。5つの要素は単独で存在するのではなく、お互いに関係し合い、伸ばしあったり、叩きあったりする関係を重視する思想なのです。
　この思想を医学に用いると、重要な内臓である五蔵（臓）は、肝・

心・脾・肺・腎となり、互いに相生・相剋する関係にあります。この相生相剋のバランスがうまくいっている時を正常な状態とし、バランスが崩れていると病気又は、病気になる状態としているのです。

陰陽論では五蔵は陰になります。

六府（腑）は陽に相当します。六府は胆・小腸・胃・大腸・膀胱・三焦（サンショウ）となります。

ちなみに府とは、中が空洞の器官、つまり膀胱や胆のように袋状や、腸のように管状になっているものを指します。

4）五蔵六府は六蔵六府

五蔵六府の中の府には、三焦などという耳慣れない6番目の府が出てきます。

さらに五行論では5つのはずが、六府といって6個あるのは理論矛盾を起こしているのではないかと、疑問を持たれるかも知れません。

特に日本人は几帳面ですから、五行論なのだから5つでなければならない、と考えがちです。

ところが、中国大陸では、基礎理論は基礎理論、実際は実際。どちらを優先するかと言えば、実際に使用出来る理論なのです。

この辺が現実的と言うか、おおらかさというか判りませんが、東洋医学の懐の深い所なのです。

三焦についても、実際に目に見える臓器ではありません。しかし、色々な治療や後に述べる経絡などでも必要になってきたため、考え出された臓器なのです。

三焦とは何なんだ、と突き詰めず、ここは、おおらかに東洋医学では治療にあたってどうしても必要としていた、理論的な臓器なのだと

理解して下さい。

　さらに五蔵六府と言い方がありますが、東洋医学の世界では、五蔵には心包（シンポウ）という、これまた訳のわからない臓器が加えてあります。
　お酒を飲んだ時に、五蔵六府にしみわたる、などといい、内臓の事を五蔵六府と言う言い方が有りますが、鍼灸医学的には、五蔵に心包を加えて六蔵六府となります。
　この六蔵六府がお互いに関連しあい、体の機能を保持していると東洋医学では考えるのです。

5）六蔵六府以外の臓器
　東洋医学では、解剖学がほとんど発達出来なかったため、臓器は六蔵六府だけしか考えて無いのかというとそうでは有りません。
　六蔵六府以外の臓器には、奇恒（キコウ）の府として「脳」、「髄」、「骨」、「脈」、「胆」、「女子胞（子宮）」の六つがあげられています。
　その形態は府（中空臓器）に似ており、その作用は蔵に似ているとしています。蔵のようで蔵でなく、府のようで府ではないので、奇恒（普通と違ったという意味）の府と呼ばれています。
　ただし、これらにはそこから出発する正式な経絡が有りません。経絡や「ツボ」については次に書いて有りますので参照してください。
　東洋医学、特に鍼灸医学においては、経絡上の「ツボ」が治療点になりますので、経絡や「ツボ」を持たない蔵府は、治療理論の外に置かれているのです。
　奇恒の府の中でも、胆という府が問題になります。六蔵六府の中にも胆があり、六蔵六府の中の胆は経絡が関係しています。六蔵六府以外の府、つまり奇恒の府の中にも胆が出てきます。胆が二重に出てく

第5章　東洋医学の仕組みを知っておこう

ることについては、古典藉の中にも詳しくは書かれていません。
　奇恒の府については、先に書きましたように、治療との拘わりが少ないため、あまり論議される事も無く、多分伝承の所で混乱が有ったのではないかと思われます。ここでも胆とは面白い府なのだと気楽に考えて下さい。

　経絡に関係しない脳が病気になったらどうするのかという質問が出そうです。
　例えば脳の病気というと、最近多くなってきている、うつ病などはどうでしょうか。
　うつ病は、現代医学的には脳の病気です。しかし、東洋医学的には五蔵の内の脾が、思い煩う病と関連が強いとして、脾の経絡の上の「ツボ」を使って治療する場合が有ります。
　統合失調症などの不安感は、同様に肝又は胆の病として、これらの臓器に関連する経絡の上のツボを使って治療する事ができます。
　脳出血などは、発作直後であれば、背中や手足のような末端から瀉血といって、鍼で血を出す治療をする事によって脳内の血圧を下げ、症状を軽くすませる可能性も有ります。

　頭痛はどうかというと、頭痛のほとんどは、頭蓋骨の外側の痛みなので、脳の病気では有りません。それでも頭痛の治療を考えると、頭には膀胱経や胆経、三焦経、督脈などの経絡が走っていて、それぞれの経絡には「ツボ」があります。これらの「ツボ」を使う場合も有りますが、頭痛の治療には、頭の「ツボ」を使うよりも、頭の付け根の「天柱」や、肩、腕などの「ツボ」を使って治療出来ます。

　このように、五行論は、症状を整理する理論です。そして経絡は、

全身をめぐっていますので、直接経絡と拘わっていない、ここに出て来た、奇恒の府も六蔵六府のいずれかの経絡とその「ツボ」を使って治療することが可能なのです。

　不妊治療に欠かせない女子胞（子宮）も、治療においては任脈や督脈、衝脈といった経絡上の「ツボ」を使う事によって治療します。

4．六蔵六府と経絡

　この六蔵六府を、五行論でいう相生・相剋の関係が成り立つようにしたのが、経絡という連絡網です。

　簡単に言いますと、この六蔵六府を順番につないでいる「気血」の通り道が、経絡なのです。

　肺の蔵から発して、体表をめぐり次の大腸という府へと行き、この大腸から体表に出てきて、体表をめぐり、次の蔵、次の府へと順次繋がって六蔵六府、十二の蔵府をめぐるのです。そしてまた最初の肺へと戻り、さらに、ここから次へと廻るのです。ですから実際は、経絡の流れは一筆書きの線のように一本なのです。（ただし体は左右が有りますので、左右二本です。）

　一本の長い経絡そのままですと、覚えたり活用するのに不便なので、個々の蔵府を経由するごとに、経絡にその蔵府の名前が与えられたのです。

　蔵府は六蔵と六府で十二有りますので、これらの蔵府に拘わる経絡は十二本となります。

　それぞれの蔵府の名称が付いた経絡として知られています。例えば肝という蔵に発する経絡は肝経、胆という府を出発点とすると胆経、という風になります。蔵府に拘わっている経絡は正経と呼ばれてい

ます。

1）相生相剋の治療

　六蔵六府の内の肝が弱って病を発している場合、現代医学の考えでは、肝臓が弱っているのだから肝臓を治療しなければならないと考えます。

　鍼灸医学では、肝が弱っている場合、肝に直接刺激を与えると余計弱ってしまう事を考えます。

　弱っている肝とは、治癒するためのエネルギーが少なくなっている状態なのだから、体の中の他の蔵府からエネルギーを補助しなければなりません。

　そのために五行理論が有ります。五行理論の相生関係つまり助ける関係です。水である腎からエネルギーを木に分類される肝に補給してあげるのが、一番良いと考えるのです。この腎から肝へエネルギーを移動させる道筋が経絡なのです。

2）奇経

　正経以外はというと、体の正中線の、お腹側と背中側に、任脈と督脈という蔵府と拘わっていない経絡の流れがあります。蔵府に拘わっていないので奇経と呼ばれ、それが二本有ります。（任脈・督脈は、胞中より起こるとされ、子宮が出発点ですが、子宮は奇恒の府ですから蔵府ではありません。）

　ややこしいですが、奇経という蔵府に拘わっていない経絡は全部で八本有るのですが、その内の二本です。

　通常経絡経穴が書かれている本では、正経と言われる蔵府に関わっている十二本の経絡と、任脈・督脈という蔵府に関わっていない奇経二本で十四本として書かれているものがほとんどです。

ただ、経絡全てというと正経十二本と、奇経二本、この他に正経の流れを借りている奇経六本が有りますので合計二十本となります。

5．ツボ（経穴）

　鍼灸医学で最も重要なのは、六蔵六府に拘わる経絡という「気血」の流れが有りますが、この流れの皮膚面に、治療点である経穴、いわゆる「ツボ」が点在していることです。
　この治療点である「ツボ」が鍼灸医学の最大の特徴なのです。

　そんなことは言われなくても「ツボ」が有る事位知っていると思われた方も多いと思いますが、西洋医学と東洋医学の決定的な違いが、治療点である「ツボ」の活用方法にも在るのです。
　例えば、胃の病気を足の「三里」の「ツボ」で治療したり、頭痛を手の「外関」という「ツボ」で治療したりします。
　つまり、主訴である苦痛の有る場所とは関係の無い、遠く離れた「ツボ」を使って、離れたところから、その病を治療するということです。
　苦痛のある場所から離れたところの「ツボ」を用いて治療が出来るのは、五蔵六府を出発点とする経絡が全身をめぐっているからなのです。

　東洋医学は、この流れの滞りを病と考えています。この流れの滞っている場所と、患者さんの訴えている痛みや不快の場所と一致している場合、その場所も治療します。
　さらに、患部と関係のある経絡の流れの上流でも、滞りがあるか

もしれません。上流でも何らかの原因で滞っているかも知れないのです。

　それよりも苦痛の原因が、患者さん本人が自覚している場所ではなく、違う所、つまり自覚症状のある場所よりも経絡の上流に有るかも知れないのです。

　これを探し出すのが、後で言う東洋医学的な診断です。

　治療においても、その流れの上流や下流の滞りを取っておかないと、再発したり、主訴の場所の病が治りにくいという事が起こるのです。

　さらに、体は個々の器官の集合体と考える現代医学と違い、東洋医学は全体が有機的につながった全体を一人の体と考えます。表面に現れてくる病状は、基本的には、その根底に蔵府が関係しているはずなので、どの蔵府が病の元凶なのかを診断して、五行思想の相生相剋関係を利用して治療する全体療法なのです。

6．経絡の効果を理解してもらう例

　十数年前に気仙沼湾のカキの養殖で、良いカキを育てるために森を整備した話が有りました。

　今、この話は「海は森の恋人」として社会科の教科書にも載っているそうですが、海と森という一見何の関係も無いような事でも、川でつながっています。

　森に広葉樹を植えると、秋に落ち葉となり、これが分解して栄養素となって海に流れプランクトンを育てます。

　このプランクトンをカキが栄養として取り入れるため、おいしいカキが育つのです。

原理を知ってしまえば、なるほどと納得できますが、海の漁師さんが、山に木を植える運動を始めた時は、周りの人は大変奇異に感じていたのではないでしょうか。

　全く同じ様に、東洋医学が発達する今から2000年以上前の春秋戦国時代に活躍した、孔子や荘子を代表とする古代中国の賢人たちは、広い中国大陸を情報収集と自分の思想を広めるため、又は自分の思想を受け入れてくれるスポンサー先を求め歩きまわりました。
　その過程で、その地域の長老や自分の体験した大雨などの気候変動が、数年後に下流域での豊作や、川の氾濫などが起こり、遠く離れた場所で起こった事が、通常では関連しそうにない場所での現象として現れてくるという、流れの上と下での因果関係に興味を持ったとしても不思議ではないでしょう。

　このような思想が、医療にも反映され、病の場所から離れたところでも治療点になるという事を発見していったのだと思われます。
　この場合、自然界では川が媒体となっていますが、人間の場合、森は蔵であり、川に相当するのが経絡です。そして経絡の中を流れているのが「気血」なのです。
　森を育てる事も重要ですが、川も整備し、奇麗な流れを作る事によって、自然は美しく健全になって行くのです。これが鍼灸医学の基本思想なのです。

7．蔵府とツボ

　東洋医学で蔵府の中の肝を説明する場合、肝は「血」の貯蔵をつか

さどり、筋肉や爪目などに関係し、精神的な変調にも関係するとしています。

この肝という臓器と筋肉や爪などの関係はどのように見つけられ、構築されて来たのでしょうか。

ある病について、肝経という肝を出発点とする経絡の経絡上の各治療点「ツボ」に、鍼や灸をするとその事によって治療効果が得られたとします。この得られた治療結果から、逆に肝の機能を推測し決定してきたのです。膨大な治療成績を五行的に整理した結果なのです。

ですから、東洋医学でいう肝とは、肝という名前の付いたタンスの引き出しの中に入っている病症と治療結果の総称なのです。

このように、東洋医学で言う肝と現代医学で言う肝臓とは、位置は同じでも機能は違うということを理解してください。

コラム5

❖鍼灸治療を受ける時の服装と心構え❖

鍼灸の治療を受けるとき、どのような服装で行っていいか分からなくて不安だという人がいます。

特に不妊治療を受けようとした場合、他の病気よりも服装については微妙な場合があります。

初めての治療院に行く時は、必ず服装について聞いてから行くようにした方が良いと思います。

当院では、特殊な場合を除いて治療の流れは、不妊治療でも、肩こり腰痛や慢性病などと同じです。ですから不妊治療だからといって特別な服装は必要ありません。

基本的には、ゆったりとした体を締め付ける服装は控えていただいています。

患者さんには、問診の後、まず仰向けになっていただきます。

脈を見た後、お腹を見ます。ですから、服装としては、お腹が出せる恰

好が必要です。
　足は、膝の上４～５センチの所にある「血海」というツボは絶対に使いたいので、ここまでたくし上げられるズボンかスカートが良いです。
　うつ伏せになって頂き、背中から腰部の治療をします。足も治療しますが、「血海」より上を治療することは殆どありません。
　最後に座っていただいて、肩から背中の上部を治療しますので、肩が出しやすい、ゆるいシャツか、タンクトップみたいなものが、最良です。
　色々な事情でこのような服装が準備できない場合は、当院では、大型のバスタオルを用意してありますので、それを使っていただいています。
　治療院によっては、専用の治療衣が用意されている所も有ります。この場合はそれに従って頂くようになると思います。
　あくまでも当院の治療を基準に書いていますが、鍼灸の流派の所で書きましたが、鍼灸の流派は多岐に渡っています。
　やはり、最初に書いた様に、治療院に問い合わせして、治療院に合った服装で行かれることが、良い治療を受ける最善の方法です。

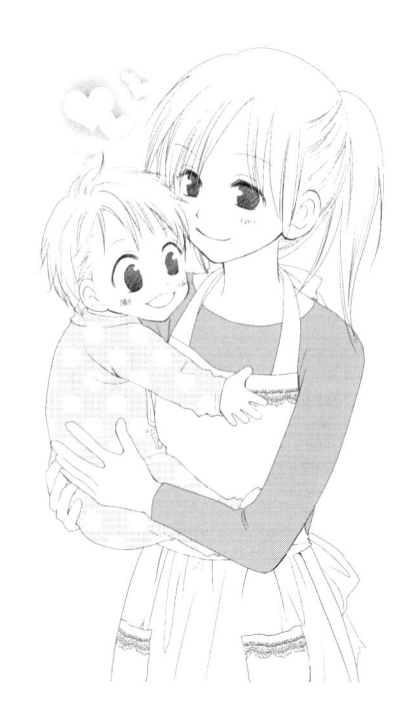

第6章
東洋医学の気血について

　東洋医学というと必ず「気血」という言葉が出てきます。
　鍼灸の世界でも、「気血」は治療において欠かせない重要な概念です。
　「気」は、目に見えないため、現代科学では全く解明されないというか、その存在自体が無視されている言葉です。
　それでも「気」という言葉に東洋的な神秘性を感じ、何かすごいパワーの源の様に思われている方も多いと思います。
　現代中国の鍼灸界では、「気」は、まだ解明されていないけれども物質であり、確実に存在するものと解釈されているようです。
　日本においては、比較的エネルギーと言うかパワーというか、物質ではなく力の様なもの、と考えている方が多いようです。
　それ以外には、体の中を流れている「気血」は、各臓器の情報を伝達する役目を担っているので、「気」とは情報伝達の事であると解釈している説も有ります。
　目に見えないし、触ることも出来ないので「気」に対して、色々な解釈が生じてきました。
　そのため、現在の鍼灸界においても、この「気血」の考え方が明確になっているとは言いがたい状況にあるのです。

何故この様な混乱が起こったかと言うと、日本においては、江戸期まで、「気」は「気」として自然に受け入れられていたのです。ところが、西洋の唯物論的科学や医学が入ってくると、目に見えないし、その存在を証明出来ない「気」は、存在しない物として簡単に切り捨てられてしまったのです。
　「気」は、東洋医学の根幹の思想なのですから、そう簡単に切り捨てられても困ります。やはり「気」は存在するんだと言う事を証明しなければならなくなったのです。そこで色々な仮説が乱立して、この混乱が生じたのです。

　東洋医学やその一部を成している鍼灸医学は、医学を標榜しているのですから、やはり「気」というものを冷静に理論的にとらえていかなければなりません。
　ここで、簡単に分かり易く「気」と、それと一体である「血」について、私なりに鍼灸治療に応用できる「気血」の解説を試みたいと思います。
　「気血」は元来一体のものなので、分けて説明することは、誤解を招きやすいのですが、判り易くするためにあえて、「気」と「血」を分けて説明します。

1．気血の血

　「血」は、見た目だけからは現代の血液と考えて、まず間違いはありません。ただし現代医学の血液とは若干ニアンスが異なります。

　「血」とは、食物を脾や胃で消化した際に作られた栄養を含んだ液

第6章　東洋医学の気血について

体、つまりこの赤い液体が「血」です。
　この「血」が経絡というルートに乗って全身に流れ、栄養を運んでいる訳です。「血」によって全身に栄養が運ばれ、蔵府や筋肉、皮膚などが養われるのです。
　「血」の作用という面では、歴史的な背景が違うので、緻密さは有りませんが、おおよそ現代医学で言う血液と同様です。
　ところが、東洋医学で言う「血」と、現代医学でいう血液と違う所があります。
　違う所とは、現代医学の血液は、血管の中を通って行くのですが、東洋医学の「血」は、経絡の流れに従って、体を循環している事です。

　経絡が発明された古代中国、今から2500年程度前と思われますが、血管というものを認識していなかったのではないか、そのために血管とは全く違う経絡という流れを作りだした、というような考えが有ります。
　今から2500年程前のこの時代、包丁の語源になったかどうか明確ではないようですが、庖丁という料理人がいました。
　牛を奇麗に解体して料理に使ったという話が「荘子・養生主篇」に書かれているそうです。
　人間の解剖は、当時の倫理的制約からほとんど行われていませんでした。
　しかし牛の解体から、ある程度の太さの血管までの知識は十分有ったと思われます。
　それでは何故、「血」は、血管の中を流れるとせず、経絡の中を流れると考えたのでしょうか。

　中国古典医学では、「気血」が順調に流れていれば、病気ではあり

79

ませんが、「気血」が滞ったり、流れる力が無くなったり、行き渡らなかった場合、その事によって引き起こされる症状を病気というのです。

「血」が、現代医学で言う血管の中を流れているとすると、流れが滞っているという考えには至らなかったでしょうし、流れの滞りは診断出来なかったでしょう。

更に、経絡には治療点「ツボ」が点在します。「血」も治療の対象ですし、蔵府への栄養を運んでいるのですから、きれいに流してやらなければなりません。

そうなると、血管の中を流れているのでは治療の方法論が出来あがりません。「血」には、現代的な血液という意味合いよりも、病気との拘わりでは多くの役目を象徴させていたのです。「血」は経絡の中を流れるとした方が、東洋医学の医療という面からすると合理的だったのです。

1）鍼灸治療の血

東洋医学で病気を分類するとき、まず「気の病」と「血の病」に分ける考え方が有ります。「血」は血液と同じ様に、目に見える物として捉えられていますので、「血」の滞りによる病とは、器質的な変化を伴う病と考えられます。

東洋医学的な診断方法の中に、切診と言って、体表から体を触り、弱く又は強く押す事で、体の中の状態を感じ取ろうとする診断方法が有ります。これは、体の気血の滞りを探る事で、深部の異常、特に硬結などを探し出す事を目的としています。

この硬結が固定されていてしっかりしている物を「血」の病としました。例えば癌だとか子宮筋腫などが挙げられます。解剖して見れば、明らかに正常な臓器とは形態が違っている病です。この当時解剖

は禁止されていたので、直接目での確認はされていませんが、診断の詳細な記録が残っています。

　「血」は「気」によって動かされているので、「血」の滞りは、当然「気」の働きが悪くなっているはずです。

　鍼灸医学では、「血」の滞りの病は、「気」を動かす、つまり停滞している所に鍼や灸をする事によって、「気」を動かしその結果「血」が動き「血」の病が改善されると考えます。ただ、綿密な診断を行って、直接滞っている「血」に鍼や灸を行い「血」動かしてやろうという考えのもと、硬結部位に直接鍼灸治療を行う方法も有ります。

2．気血の気

　「気」は、何かというと、食物から摂取した栄養は「気」となります。
　この「気」が「血」を作り、その「血」と一緒になって経絡の中を循環し、全身に栄養を補給すると考えています。
　つまり、「気」と「血」は一体のものということは、このことなのです。
　それでも「気」は、「血」よりも多くの機能を有していて、しかも目に見えない為、理解しにくいし、その分神秘的に捉えられやすい、誤解を招きやすい言葉です。
　鍼灸師の中でも、「気」に対する考え方がまちまちで、統一的な見解が不明確な、厄介な言葉です。
　ここでは、色々な誤解を受ける事を覚悟して説明していきたいと思います。

１）気の作用
　「気」の作用としては、第一に「血」を循環させる働きを有しています。

　現代医学では、心臓がポンプとなって血液を全身に送っています。ところが、中国古代医学では、心臓がポンプの役割をしているとは一言も書かれていません。

　心臓がポンプの役目を果たしているなどという事を、この時代の人は知らなかったのでしょうか。そもそもポンプそのものを知らなかったのではないかという誤解が有ります。

　中国古代医学が発達を遂げたのは、多分春秋戦国時代で今から3000年位前の時代です。戦争の武器となる刀や楯が青銅器で造られた青銅器全盛の時代です。

　この当時、ポンプというものを知っていたかどうかは、青銅器がその謎を解くカギの一つだと思います。

　青銅はどうやって作ったかといいますと、まず銅を含む鉱石である孔雀石といわれる緑色の石を砕いて1000度以上に熱して、銅を溶かし出します。これに別に作った錫（スズ）という金属を数％加えたものです。

　銅のままですと柔らかすぎて使い道が限定されます。銅に錫を加えると銅は硬くなります。銅に対して加える錫の比率によって硬さが変わり、武器やうつわなど、使用出来る範囲が広がります。

　この銅を溶かすには、1000度以上の高温を必要としますが、炭の様な燃えやすいものでも、そのまま自然に燃えているだけでは、それほどの高温は得られません。

　炭などが燃えている所に、空気を吹き付けて高温を作り出していたはずです。

そのためには竹筒で息を吹きつけて、などという風呂を沸かすような方法では、とっても1000度の高温を維持する事は出来ません。
　「ふいご」のように空気を連続的に強く吹き付ける必要があります。「ふいご」とは空気のポンプなのです。
　この時代、孔雀石から銅を溶かし出すために使われていた「ふいご」が、実際に有ったことは知られていますので、充分にポンプの知識もあったはずです。

　中国古代医学では、無理やり心臓というポンプ作用をする臓器の機能を無視しているように見えます。
　心は、拍動していますが、この拍動が止まると死です。生命をつかさどっています。このような重要な臓器を単なるポンプとは思いたくなかったでしょう。
　心臓は、五藏六府を統（ス）べる、最も崇高な臓器と考えていたのです。
　全身に栄養を行き渡らせる「血」、これを運搬している力を、心というポンプではなく、「気」の働きとしたのです。当然治療上の必要性があったためでもあります。

2）体表の気
　第二に、「気」は体表をめぐり、外から来る邪を防ぐ防衛機能の働きもあります。
　「気」のめぐりを良くすれば、全身に栄養が行きわたり、骨や蔵府は強くなり、病に勝つことが出来ます。
　更に、体表の防衛機能も強化されるので、外から来る邪、例えば風邪みたいなものも防ぐ事が出来るようになるのです。
　現代医学的に言えば免疫機能の強化でしょうか。

よく定期的に鍼治療を受けている方の中には、風邪を引きやすかったのに、最近風邪を引かなくなりました、とうい話をされる方がいらっしゃいます。
　鍼灸の治療は、気のめぐりを良くするように治療しますので、このような結果になるのでしょう。

3．気の本質

　「気」というと、先にも書きましたが、日本では摩訶不思議な力をもったエネルギーみたいなものと理解している方が多いようです。
　東洋医学で考えている「気」とは、もっと現実的なものなのです。
　「気」を空気にたとえると判り易いと思います。
　今から3000年位前の人たちは、空気とは窒素と酸素の混在物で、実際に存在する物質であるなどということは全く解っていなかったはずです。
　空気は無色透明なため直接見ることはできません。よって空（クウ）である「気」と解釈していたのです。
　それでも、空気は誰でも感じ取ることができます。うちわであおげば風として皮膚感覚で認識することが出来ます。
　「気」とは、目で見ただけでは、有るか無いかわかりませんが、感覚としては絶対に有ることが判るものなのです。
　それだけではありません、実態が無いのに目で見える場合もあります。例えば陽炎です。暑い日に地面からゆらゆらと立ち昇っていますので、目では確認できます。ところが捕まえる事はできません。
　このように、有るか無いか分からないけれども、人の五感を使えば確実に感知出来る、この現象を作り出しているおおもとを「気」と呼

第6章　東洋医学の気血について

んだのです。

1）気についての補足説明

「気」ということについて、もう少し説明を加えます。

戦国時代にAという武将とBという武将がいたとします。
この二人は戦争をしており、近くに陣地を構え向き合っていました。
当然、陣地はお互いに観察できる小高い丘か山の上に設けられていたはずです。

ある日の朝、A武将は敵の陣地を見ていて、部下に「戦気が見える」今日、敵陣に戦いの「気」があるから敵が攻めてくるはずである。迎

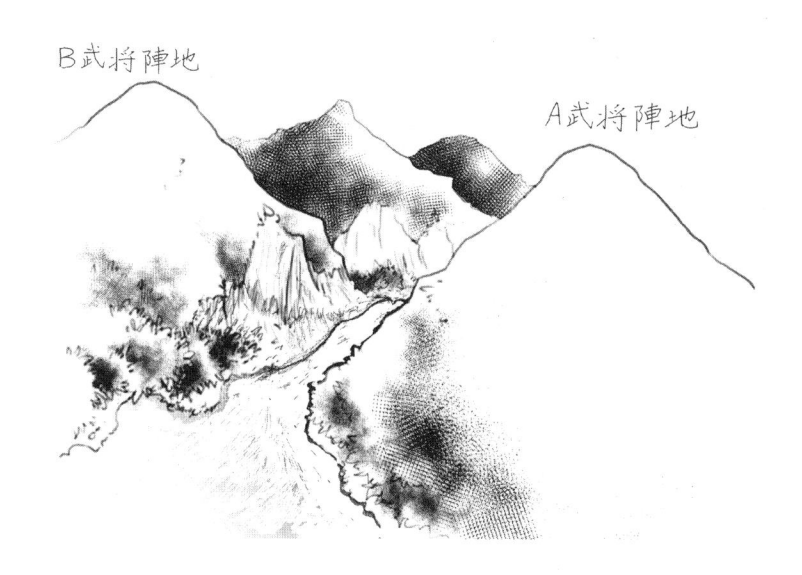

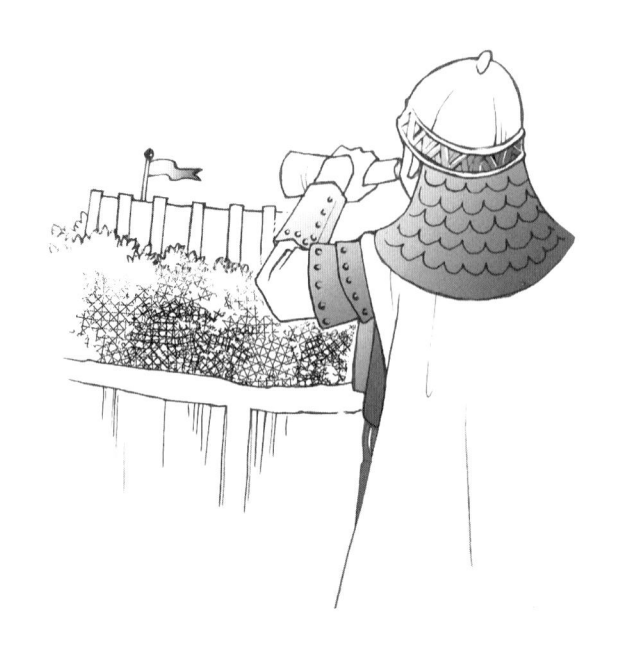

撃の準備をするようにと指示しました。
　Ａ武将の言うとおり朝食が終わるころ、敵が動き出しＢ武将の一隊が一斉に攻めかかりました。迎撃の用意の整っていたＡ武将は当然勝利を収めることができました。

　Ａ武将の言う「戦気」とは何だったのでしょうか。
　Ａ武将はそれについては部下には全く説明はしませんでした。
　しかし、これを解説すると、Ｂ武将はこの日の朝、総攻撃をかけようと考えました。戦力は拮抗しているので、攻撃を仕掛ければ長い戦になるはずです。
　Ｂ武将は部下に、今日攻撃を仕掛けるが、昼過ぎまでの長期戦になるはずだから昼の兵糧を持っていくように指令を出しました。

B武将の部下は、朝の分と昼の分の食料である米を炊いたのです。
　大勢の兵隊が米を炊いたとすると、いつもの食事を作る薪の量より多くなります。
　つまり朝飯を作る煙の量が、いつもより多く見えたわけです。

　これでA武将は敵が攻めてくることを察知できたわけです。
　手品の種と同じで解ってしまえば何だと思うかも知れませんが、このような微細な変化を「気」と表現し、読み取る技術も同時に「気」と呼びました。

2）東洋医学の気

　東洋医学においては体表や病人の行動などに現れる微細な変化を「気」の変化と呼んだのです。
　この「気」の変化を読み取ることが鍼灸医学の診断だったのです。
　鍼灸で体に鍼を刺したり接触させたりと治療を施すと、血行が良くなり冷えていたところが暖かくなったり、硬くなっていた筋肉が柔らかくなったりします。
　これを「気」が動いたと言います。
　この微妙な変化を感じ取れるかどうかで、「気」が読めるかどうかの違いとなるのです。
　現代でも「気」という字が付く言葉はたくさんありますが、微細な変化を包含している場合が多いと思います。
　たとえば天気、病気、空気など見えないけれど感じ取れるものも多いと思います。

3）気についての補足説明2

　ところが、ここで終わらないのが「気」というものの難しさの元に

なっているのです。

　先ほどの二人の武将の話に戻しますが、勝ったＡ武将の部下は、「戦気」の本質の説明を受けぬまま、「戦気」を感じ取っているＡ武将の姿を目の当たりにしてしまいました。

　この部下は、Ａ武将には「戦気」が見える、戦いの神様のようだと、思い込んでしまいました。これを会う人々に言いふらしたのです。

　するとこれを聞いたある人物が、自分も「戦気」が見えるようになりたい、と思いました。

　それでは、「戦気」が見えるようになるためには、どうしたらよいか。

　この人には、Ａ武将のような「戦気」を読む技法など、全く知りません。

　　そこでこの人は、山にこもって自然と一体となり、ひたすら「戦気」というか「気」が感じ取れるように神仏に祈願する方法を選びました。

　修行すること何十年？　自然の中で生活していると感性が鋭くなってくるのでしょうか。自然と自然では無いものとが、何となく感覚的に区別できるようになってきました。

　これを、「気」を感じ取れると思い始めたのだろうと思います。

　これから「気」というものが混乱していき、理論ではなく、摩訶不思議なものとされ、「気とは何か」という論争や解説本が多く出るようになってしまいました。

　もっと厄介なのは、このような考えのもと、信じ込んで一生懸命やると、人間の能力というのは、先ほどの例のように、それらしくなってしまうことなのです。（あくまでも、それらしくですが。）

4）鍼灸治療においての気

　例えば鍼灸治療で、腰痛の患者さんが来院されたとします。腰痛ですから、腰の部分の筋肉に緊張が現れているのが、診断できたとします。
　これが「気血」の滞りなのです。この診断が出来る事が「気」を見ることなのです。
　腰に鍼治療をすると、緊張していた腰の筋肉がゆるみます。
　つまり腰痛の場合、腰の部分の経絡の「気血」が滞り、筋肉が硬直して痛みを発していると考えます。
　この硬くなっている、通常とは違う部分、これが病変であり、「気」の滞りなのです。
　この「気」の滞っているツボに適正に鍼を刺すと、「気血」が流れだし、滞りが取れます。すると筋肉が緩みます。
　鍼灸師は手の感覚で、病の場所の緊張が緩み、「気血」の流れが回復したことを認識できます。
　この、緊張が緩んだ事を手で感じ取れるかどうか、つまり「気血」の動きを知る事が出来るかどうかは、治療家として最も重要な事なのです。
　このように「気」の流れの変調は必ずその証拠を残してくれています。
　このかすかな証拠を知識と訓練によって知ることが出来る人が、鍼灸治療の出来る鍼灸師なのです。

　鍼灸治療では、腰に関係する経絡の「ツボ」を探します。
　脈診といって、脈を診ることによって、腰痛を起こしている本質の病が見つかるのです。腰ですから肝か腎の経絡が関わっているかも知れません。

これらを見つけ出し治療することが、「気」を感じ取れる治療家なのです。
　この「気」を感じ取れるとは、知識も必要です。その知識のおおもとが『黄帝内経素問』とか『黄帝内経霊枢』と呼ばれる2000年以上前の古文献なのです。
　この本の中に病人の「気」を読み取る方法が書かれているのです。

　現代医学では、最新の学術論文でも、数年たつと古臭くて使いものにならない論文となってしまう事が多く有ります。日進月歩の学問なのです。
　反面、東洋医学は、人の体の微細な変化を読み取る医学です。数千年前の人間と今の人間とでは、基本的なところでは、ほとんど違いません。数千年前の文献といえども、当然今日でも役に立つ資料なのです。
　現代医学では、日進月歩の世界ですから、10年前の当時の最先端学術資料は、ほとんど見向きもされない資料として、資料保管庫に入れられてしまいます。
　これも東洋医学と現代医学の違う所だと思います。

第6章　東洋医学の気血について

> **コラム6**
>
> ❖東洋医学と鍼灸医学❖
>
> 　本文の中に東洋医学という言葉と鍼灸医学という言葉が出てきます。何が違うのでしょうか。
>
> 　鎖国をしていた江戸時代、西洋文明はヨーロッパで唯一日本に渡航を許されていたオランダを介して入ってきました。当然言語はオランダ語です。日本ではオランダを阿蘭陀と書き、オランダから入って来る文化文明を学ぶ事を蘭学と呼びました。医学も同じで、オランダを介して入って来た西洋医学を蘭方医学と呼びました。
>
> 　この蘭方医学に対して、古代中国から伝わり、日本で独自に発展してきた在来の医学を、東洋医学と呼称したのです。
>
> 　東洋医学には、湯液つまり漢方薬の治療体系の考え方と、鍼灸を用いた治療の体系、それと按摩という手技の治療体系の３つを含んでいます。
>
> 　東洋医学という場合は、これら漢方薬・鍼灸・按摩三つの治療体系を包含した言葉として用いられます。
>
> 　さらに、これらの共通した思想で、根底に流れている生命の持っている自然治癒力を最大限に発揮させ、病を治そうという考え方、現代医学では用いない、陰陽五行思想や、気血、五藏六府などを治療の中心に据えて考える考え方を東洋医学としているのです。
>
> 　しかし、東洋医学の基本的な思想は同じでも、用いる医療手段が違うため、それなりの違いが出て来て当然だと思います。
>
> 　鍼灸医学という場合は、東洋医学の概念の中には入っていますが、特に鍼や灸を用いるための「ツボ」の運用を主に説明する時に用いる言葉になります。
>
> 　東洋医学という言葉は、日本、韓国、台湾などでは使われていますし、国際学会なども開催されています。ところが現在の中国では東洋というと中国よりも東という感じ方で、日本を指すと捉える向きが有るようです。
>
> 　そこで我々の言う東洋医学を中国では、中国伝統医学（伝統中国医学）と呼ぶようになっているとの事です。
>
> 　蛇足ですが、指圧は東洋医学的思想の範疇に入りますが、按摩術という手や指で目的の部位を押したり揉んだり叩いたり摩ったりする手技の中か

ら、押す行為を中心に浪越徳治郎氏が1920年、大正9年頃に確率した療法です。指圧という言葉もその時に考え出されたようです。

またマッサージは、当然東洋医学の手技では有りません。発生は古くギリシャ時代から有りましたが、16世紀後半にフランス人医師のアムグロアスバレーによって確率された手技療法で、その後各国に伝わり、手技の広がりを見せています。

按摩とマッサージの基本的な違いは、按摩は手ぬぐいや浴衣などの服の上から施術しますが、マッサージは直接皮膚に施術します。滑りをよくするため、パウダーやオイルを用いて行う場合があります。

また基本的に按摩は遠心的、つまり心臓から遠くへと向かって施術を行います。これは上流から下流へと流れる体の流れの滞り解消させる事を目的としているためです。マッサージは、末端から心臓に向かって血液を戻してあげる感じで皮膚表面を軽く擦る手技を行います。最近はリンパなども考慮されるようになってきました。

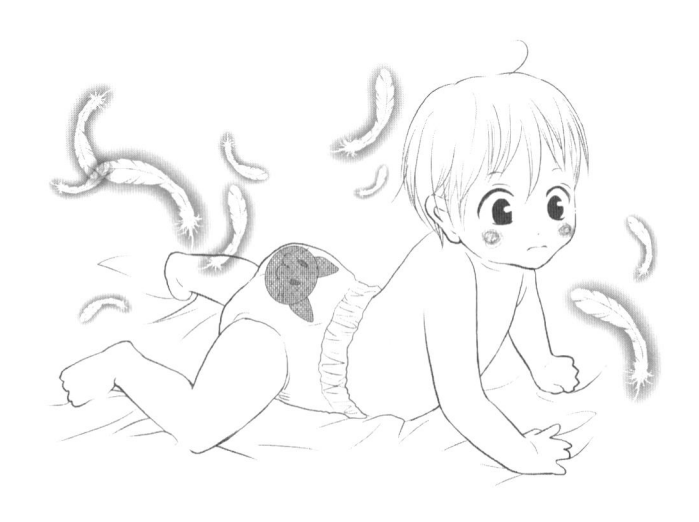

第7章
一般的な鍼灸不妊治療

　不妊の一般的な鍼灸治療をのぞいてみましょう。

　東洋医学の歴史的背景を重視した考え方で鍼灸治療をする場合は、まず異常をきたしている蔵府を見つけ出します。

　当然、陰陽五行論が背景となりますので、五行の蔵である、肝・心・脾・肺・腎のいずれの蔵を主体に治療を行うかを、決めなければなりません。いずれの蔵が不妊に関与しているかを見つけ出すための診断を行います。

　そして、治療対象となる蔵が確定したら、次に陰陽の関係にある府についても異常が無いか診断します。

　さらに、不妊と関連のある体の不調が診断されれば、当然それらの治療も行う事になります。この場合、本人の自覚が有る場合と無い場合が有ります。

1．鍼灸の診断方法

　鍼灸では、四診と呼ばれる、望聞問切という診断方法を使います。

　望とは、患者さんの顔色やしぐさなどを観察することです。

　聞とは、患者さんの呼吸音や声の高低や調子を聞き取ります。

問とは、患者さんへの質問で、主訴や病歴、嗜好などを聞き取ります。
切とは、患者さんの体に触れて病の情報を感じ取ることです。
切は、さらに脈診といって、患者さんの脈を診ることも含まれます。

現代医学では脈と言うと脈拍つまり1分間に何回脈を打っているかしか診ません。
鍼灸医学では、それだけでなく脈のリズムや強弱、更には数か所の脈を診て、その打ち方の違いを比較する場合も有ります。
日本の鍼灸医学ではあまり重視されていませんが、お腹を触ってその異常を診る腹診なども含まれます。
このように四診により、患者さんの病の情報を集め、五行的に整理すると、五藏六府の内のどの蔵府が、不妊の原因になっている蔵府か、突き止めることが出来るのです。

２．鍼灸の治療方法

診断が出来れば、あとは簡単です。悪いところが見つかっているのですから、そこを治療すれば良いのです。

１）本治法
鍼灸医学では、病が五蔵六府の内のどの臓器に起因しているかを突き止め、その蔵府に関係する経絡を使って治療に入って行くわけです。この経絡上に経穴いわゆる「ツボ」が並んでいます。
鍼灸医学で病は、全身を流れている「気血」が、どこかの部位で

滞っている事によって起こると考えています。

　病んでいる蔵府の治療とは、目的の蔵府の相生関係にある蔵府や蔵府に関係する経絡、経絡上の相生関係の「ツボ」に鍼灸治療を施すことにより経絡の滞りを取れば、蔵府への気血の流れが良くなります。これにより蔵府は元気を取り戻します。

　陰主陽従の理屈から、体の陰の部分である蔵府の機能を改善すれば、体は自然と良い方向に向かっていく、つまり不妊は改善していくとして、まず蔵府の治療を行う、この治療法を、経絡治療という流派では、病の本質を治療するとして、本治法と言っています。

　「ツボ」といっても多数ありますので、選ぶのに苦労します。そのため、各経絡には要穴と言って重要な「ツボ」が用意されています。これら要穴の中から五行理論にのっとって選穴し治療を行い「気血」の流れを正常にします

　「気血」の流れが正常になれば、五蔵六府に充分な栄養が行きわたります。

　東洋医学の基本的な考えですが、常に病を治すのではなく、病んでいる人の体を治せば、おのずと病も治っていくという考えが本治法なのです。

2）標治法

　しかし、陰主陽従と言っても、やはり陽の部分も治療しなければなりません。体に病状が出ている場合や、本人の自覚の無い病気が隠れている場合が有ります。これらの病気病状に対しても治療を行わなければなりません。これを、表面に出てきた症候を治療する方法として、標治法と呼んでいます。

3．歴史的背景からの診断

　東洋医学の歴史は長く、その間、診断や治療の経験が蓄積されてきました。
　それらを見ると、病を細かく観察し、部位別や症候別に色々な病気が細かく分類され、病状観察の緻密さには驚かされます。
　不妊については、大半は婦人門として婦人科の病の中で解説されています。
　それらを見ますと、不妊は、次の三つの臓器（東洋医学的な意味での）、腎・肝・脾の内のいずれかが拘わっている場合が多いとされています。

1）腎
　東洋医学で腎は、「先天の気」という両親からもらった生命力のおおもとである「気」を蔵していると考えます。
　生命は、この「先天の気」を次の代に引き継がなければなりません。女性では卵子、男性では精子などに宿る「先天の気」という生命力を腎は貯蔵しているのです。
　その意味で生殖作用を司っているとされます。又腎は精気も蔵しているので、腎の持っている東洋医学的な働きが減退した場合を腎が虚したと表現し「精気」の活性が落ち、生殖機能が減退したとするのです。
　一般の方でも、精力が無くなった腎虚だというふうに使われることが有ります。

2）肝
　肝は「血」を蔵しています。肝の力が弱まる事は、「血」の活性も減

る事です。

　生殖という面で言うと、肝の「血」が正常にめぐっていれば、「血」からの栄養がいきわたり、子宮や陰茎もその機能を十分に発揮できます。そうでないと、栄養不良のため不妊になりやすくなります。

3）脾
　現代医学でも脾臓は有りますが、東洋医学でいう脾とは全く違います。東洋医学の脾とは、現代医学の膵臓を指していました。
　江戸時代に『解体新書』を翻訳した杉田玄白が、脾とは卑しいという意味があると捉え、消化を主（ツカサ）どる重要な臓器にふさわしい名称ではないと考えました。そして、膵（スイ）という字を作り、膵臓と訳してしまいました。
　ですから脾は、現代医学で言うなら膵臓の事で、消化器官です。食物を消化して、栄養を作り出すための器官です。
　栄養過多による太りすぎや、栄養不足による痩せすぎに関係するので、不妊とおおいにかかわっています。

4．東洋医学の不妊を来たす病名

　陰陽五行論をもとにした鍼灸治療では、五蔵六府の変調を見つけ出すことが重要です。五蔵六府の内のいずれかに変調があれば、体に病状が出て来るか、いずれ出てきます。その出方は様々です。

　東洋医学では、第一段階で、五蔵六府の内の肝・腎・脾の不妊に対して重要な影響を与える蔵府の中から、まず弱っている蔵府を元気にさせる治療を行います。先に出た本治法です。

さらに第二段階で、出てきた症状に付けられた病名に対しても治療を行います。これは標示法です。

　西暦610年、中国の隋の時代（日本では聖徳太子が活躍していた時代）に巣元方（ソウゲンポウ）が編撰した『諸病源候論』（ショビョウゲンコウロン）という本が有ります。これには全部で1,739論にも及ぶ病名が記載されています。
　この病名の中で、不妊の原因として挙げられている病名が有ります。
　『諸病源候論』の中から現在、不妊の鍼灸治療で良く耳にする病名を書いておきます。

1）瘀血（オケツ）

　不妊治療と言うと、まず挙げられるのが瘀血でしょう。中国では血瘀と書いていますが、意味は全く同じです。
　瘀血とは本来、お腹の深部に有る硬結を指します。「血」の動きが悪くなり、腹部深部に気血の「血」が滞った状態です。特に女性の場合、月経との関係が重視されています。
　東洋医学で「血」は、経絡という流れの中を、気の力を借りて、全身をくまなく滞りなく、めぐっていると考えます。
　このように「血」は「気」によって経絡中を動かされているものなのですが、経絡の流れから「血」が脱落し、経絡外に滞った状態を瘀血と言います。

　「血」の滞りは、塊となって流れを悪くし、体の機能を停滞、悪化させます。
　瘀血の成因はストレスや、打撲、運動不足、睡眠不足、偏食、便秘

第7章　一般的な鍼灸不妊治療

などが考えられます。

　瘀血によって引き起こされる障害は、不眠や多汗、冷え、頭痛、肩こり、全身倦怠感などがあげられます。当然瘀血があると子宮や卵巣の機能を阻害して不妊になりやすくなります。

　ただ、ここで注意しておかなければならないことは、東洋医学的に診断された時に、お腹に瘀血が有ります。「血」が滞っている瘀血塊があり、これが不妊の原因ですと診断されても、実際お腹の中に「血」の塊が有るわけではありません。（ごく例外的に血の塊が有る場合があるかもしれませんが。）
　さらに瘀血と診断された人すべてが不妊になっている訳でもありません。
　瘀血が有りますよと言われても、治療も何もしなくても、正常に妊娠出産されている方は非常に多いはずです。
　つまり瘀血が不妊の絶対原因ではないのです。ただ不妊の方は瘀血を治療しておいた方が、より妊娠する確率が上がるということなのです。

　最近では、腹部の瘀血塊という硬結だけでなく、全身の毛細血管の血流の悪さも瘀血と判断されるようになって来ています。
　このように瘀血と言っても血液循環障害全体を指す場合も有ります。鍼灸で不妊治療をしようと思われた方で、鍼灸師に瘀血と言われた場合、腹部の瘀血塊が子宮や卵巣を圧迫したり血行を障害している瘀血なのか、全身の血液循環障害なのか、どちらの瘀血と言っているのか確認する事が必要かもしれません。どちらの瘀血かによって、治療方針が変わってくるはずだからです。

2）痰湿（タンシツ）

　痰湿とは脾胃を弱らせる事によって出てくる病の一つです。

　原因は、脂質の多い食事や甘い物の取りすぎ、不規則な生活や運動不足、過労ストレスなどです。

　　症状としては水分代謝が悪いので、むくみやだるさが出ます。肥満なども痰湿が原因とされています。

　不妊治療のガイドブックなどを見る、水分代謝の悪いむくみやだるさの有る体質は、妊娠しにくい体質としてあげられていることが多いです。

　食事や生活習慣を改善させる事によって、ある程度対応できる症状です。

3）癥瘕（チョウカ）積聚（シャクジュウ）

　癥瘕とは何か難しい字で、とっつきにくい感じがしますが、積聚（シャクジュウ）とほぼ同じ意味合いで、お腹の張りと痛みの病です。

　瘀血が「血」の滞りでしたが、癥瘕積聚（簡単に積聚とします）は、「気」の滞りによって起こる病です。

　積聚は機能性不妊と特に拘わりが深いので、別に第十章で詳しく述べたいと思います。

５．不妊に使われてきたツボ

　ここでは、古来より不妊に有用とされてきた代表的な「ツボ」を挙げておきます。

　「ツボ」名の後の「かっこ」は経絡の名称です。どの蔵府に関係しているかがわかります。

任は任脈の略で、お腹の真ん中を上下に通っている、妊娠などに拘わりの深い経絡です。

督は督脈の略で、背中の真ん中、背骨の上を通っている経絡です。

「ツボ」の蔵府関係を見ても、腎・肝・脾という陰の経絡と、その陽に当たる膀胱・胆・胃の経絡上の「ツボ」が多く選ばれていることがわかります。

1）お腹のツボ

曲骨（任）　腹部正中線上、恥骨結合部の上際。

　　　　　曲骨という「ツボ」は、恥骨の上際に有るため、お腹を支えている腹直筋が腱となって付いているところです。この「ツボ」に刺鍼することによって腹直筋が緩み、腹腔内への血行が良くなります。また子宮の上にある「ツボ」なので、子宮への血行も改善されます、不妊治療に欠かせない重要な「ツボ」です。

中極（任）　曲骨の上1寸。臍下4寸にある。

　　　　　曲骨と同様子宮の病に効果が有るとされています。

関元（任）　曲骨の上2寸。臍下3寸にある。別名丹田

　　　　　不妊治療の腹部の「ツボ」の中では、曲骨と関元が子宮に血行を促進させる効果が特に高く、栄養状態の良い妊娠しやすい子宮に導きます。男性の精子活性にも効果があります。

気海（任）　臍下1寸5分

　　　　　これら任脈の「ツボ」は婦人病に効果が高いとされ、下腹部の血行を改善する「ツボ」です。任脈の「つぼ」は男性不妊にも効果が期待できます。

横骨（腎）　下腹部、恥骨結合部の上際、正中線の外方5分。

横骨は曲骨と共に子宮や卵巣の機能向上に効果を発揮します。
中注（腎）横骨の上４寸
月経不順や子宮周囲炎に効き、不妊への効果も期待できます。
大巨（胃）下腹部、臍の外側２寸の天枢穴の下２寸
男性の勃起不能に効果があります。
気衝（胃）曲骨の外側２寸、臍の外側２寸の天枢穴の下５寸
卵管炎、卵巣炎、子宮内膜炎などの女性器や副睾丸炎などの男性疾患にも効化があります。

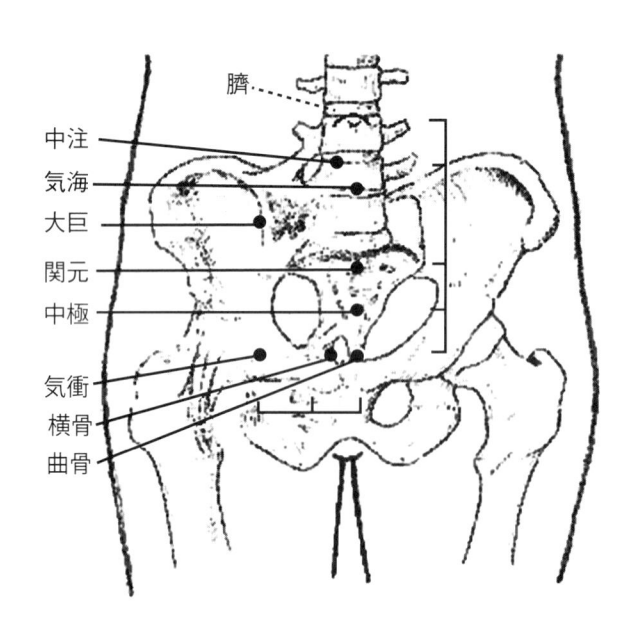

❖お腹の取穴法
臍から恥骨上縁の曲骨までを５寸として、取穴します。

2）脊中のツボ

命門（督）腰部、第2腰椎棘突起の下部
　　　　　左右腎兪の間にあり、腎の力を発揮させる「ツボ」です。腎は男子の精を蔵し、女子は子宮を支え保つとされ、精力減退や、子宮の力を出す「ツボ」です。

腎兪（膀胱）第2腰椎棘突起下の外方1寸5分
　　　　　腎を治療するツボで、腎の機能である、女性男性の生殖機能を強化する「ツボ」です。

次髎（膀胱）お尻にあり、第2後仙骨孔の所
　　　　　骨盤内の血行を良くする「ツボ」です。男女生殖器疾患に有効です。

中髎（膀胱）第3後仙骨孔の所
　　　　　次髎と同じく男女生殖器疾患に有効です。この「ツボ」は骨盤内の血行が良くなるというデータがあり、不妊改善に効果が期待できる「ツボ」です。

胞肓（膀胱）第2正中仙骨孔の下の外方3寸。
　　　　　腰の冷え改善に用いられます。瘀血の治療穴として活用されます。この胞肓は、お尻の大殿筋にあり、人が直立歩行するために発達した筋肉で、妊娠率を低下させたり不妊に何らかの関係があるのではないかと思われます。大殿筋に効果を発揮するこの「ツボ」は、不妊治療に期待できます。

腎兪

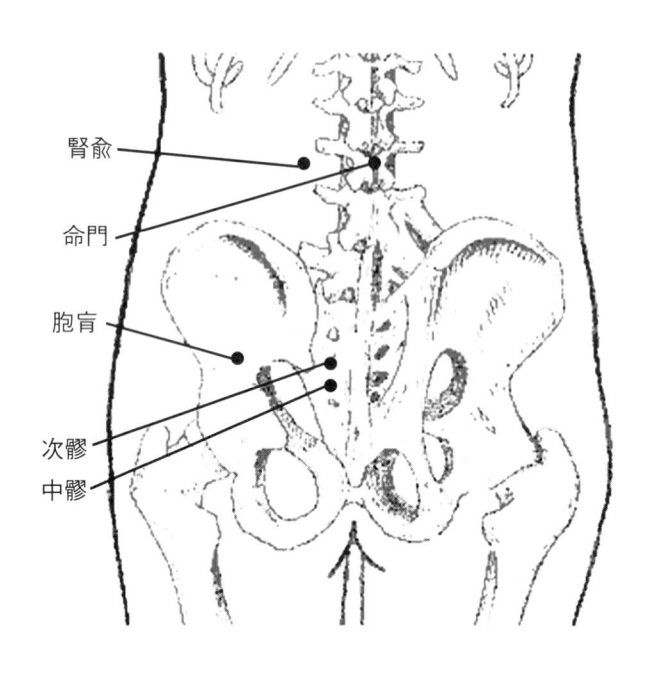

命門

胞肓

次髎

中髎

❖腰から臀部の取穴法

　腰骨と呼ばれる腸骨の上縁を結んだ線の中心より背骨一つ上に命門がある。

　尾てい骨の上に仙骨という骨が有り4つ穴が空いているので、上から2番目と3番目が次髎と中髎です。

　お尻のほっぺと言われる大殿筋のほぼ中央に胞肓が有ります。

3）足のツボ

商丘（脾）　足の内くるぶしの少し前下方の陥中にある。
　　　　　　商丘は脾経の要穴で、脾の機能である食物から気血を作り出す作用を助けます。脾が変調した場合、痩せたり、逆に食欲が止まらず太ってしまう場合があります。この「ツボ」は、脾を調整し、妊娠しやすい体にする作用が有ります。

三陰交（脾）　足の内くるぶしの上3寸、脛骨後縁にある。
　　　　　　婦人病と男子生殖器病の名穴です。足の冷えを改善させる「ツボ」で、お腹の冷えにも効果が有ります。三陰交とは、肝経・腎経・脾経の3つの経絡が交わる「ツボ」で、これら3つの臓器の機能を高める作用が有るため不妊治療には欠かせない「ツボ」です。

血海（脾）　大腿内側、膝蓋骨内上際の上方2寸。
　　　　　　血の流れを整える「ツボ」で、特に女性生殖器である子宮や卵巣への血行を改善する効果があり、不妊治療には欠かせない「ツボ」です。

復溜（腎）　足の内くるぶしの上2寸アキレス腱の前縁。
　　　　　　足の血行を良くして冷えを改善させます。又精力の減退にも有効です。

照海（腎）　足の内くるぶしの下1寸の陥凹部。
　　　　　　婦人科疾患に用いられ、月経不順、子宮内膜症、子宮位置異常に効果あります。

曲泉（肝）　膝関節内側の陥凹部。
　　　　　　肝の作用を高める重要なツボです。生殖器病では、子宮脱、陰嚢水腫などの治療穴です。

陽関（胆）　大腿外側上顆の上の陥凹部。
　　　　　　下半身の冷えを改善する「ツボ」です。

三里（胃）　下腿の前外側、膝蓋骨の外下端の下方３寸。
　　　　　足の三里は、体全体の非常に多くの障害に有効な「ツボ」です。不妊だけでなく、不妊の原因となっている疾患にも有効です。

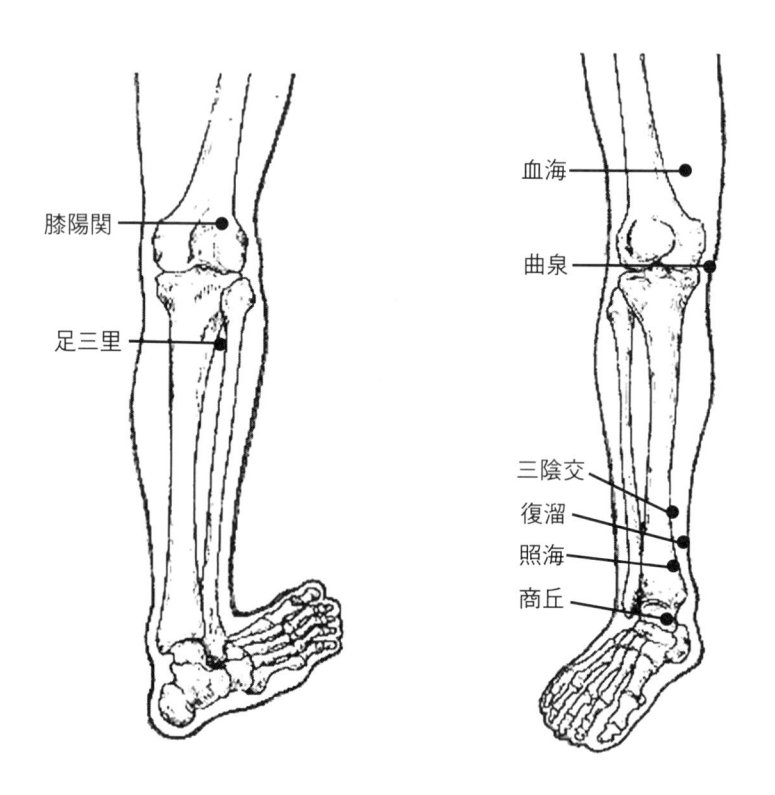

4）腕のツボ

曲池（大腸）手の肘、肘窩横紋の外頭部。
　　　　月経不順に用いて効果が高い「ツボ」です。

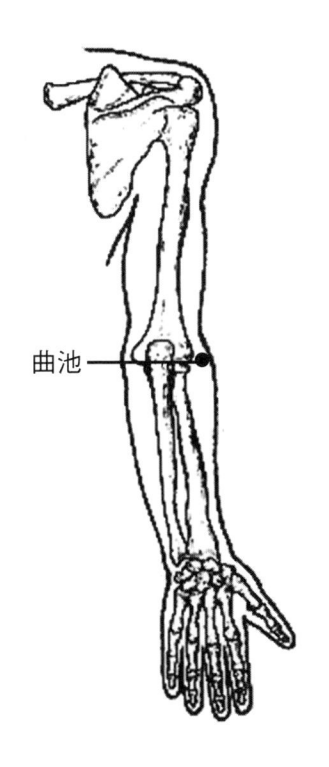

曲池

5）その他のツボ

中条流「子孕み（コハラミ）の灸」の「ツボ」。

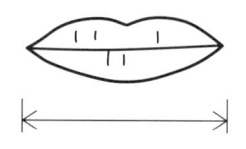

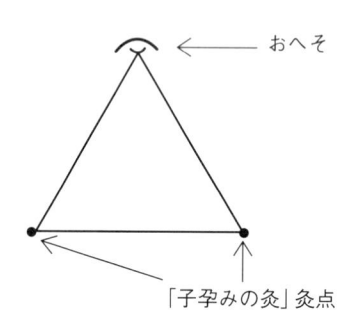

❖「子孕みの灸」灸点の取り方

まず患者さんの口の口角の長さを測ります。

この長さを一辺とする正三角形を作り、その頂点をおへその位置にあて、低角の両端が「ツボ」の位置になります。

← おへそ

「子孕みの灸」灸点

日本では不妊治療の最も有名な灸点です。

中条流とは、豊臣秀吉の家臣、中条帯刀（ナカジョウタテワキ）を祖とする産科・小児科の流派です。江戸時代になると中条流を名乗る堕胎を専門とする輩や、中条流という堕胎専用の薬（水銀製剤で大変危険な薬剤）が流行り、堕胎医の別名となってしまいましたが、本来は大変まっとうな産婦人科の流派です。

「ツボ」の取り方は、口の横幅を測り、この長さで正三角形を作る。その頂角をヘソの中心にあて、低角両点を穴所とします。ここに灸7壮をすえると有ります。

6．自分でできる不妊の簡単ツボ療法

　現代医学の不妊治療を説明した本が、沢山出版されています。現代医学的な説明の後に、不妊に有効なマッサージや「ツボ」療法について書かれている本も有ります。

　そこに出てくる「ツボ」は、そのほとんどが、前出の歴史的な背景を持ったものの中からの抜粋なのです。

　これらの「ツボ」は、歴史的な価値があり、多くの追試が行われ、更に淘汰されてきました。

　患者さんは自分の病に敏感です。不妊の方も同じです。

　本を購入したり、ネットで調べたりして、これらの「ツボ」に対する知識を相当持っていらっしゃいます。

　そのため、前に書きました、難しい鍼灸医学的な診断を行わなくても、自分で出来る「ツボ」療法として、一般の人でも自分で試せるほどになっています。

　人間の体は、数千年の間位では、ほとんど変化しません。ですからこれら歴史的に実績のあるこれらの「ツボ」に関しては、結構信頼性は有りますし、それなりの効果も出しています。

1）お灸を使った簡単ツボ療法

　ご自分で不妊治療に挑戦するなら、鍼は当然扱えませんので、市販されている千年灸の様な、直接皮膚に火傷を負わせない工夫がされているお灸を使うことになるでしょう。

　不妊治療に前述のツボ全部使う必要も有りませんし、協力してもらえる家族か居る場合は、自分で手の届かない背中やお尻の「ツボ」も使う事が出来るでしょうが、無理な場合も多いと思われますので、具

体的には、お腹の「ツボ」では「中極」・「気海」・「大巨」か「中注」などを、足の「ツボ」では「血海」と「三陰交」を選ぶことをお薦めします。

　素人の方は、「ツボ」の配置図や説明で位置を決めますが、結構外れている場合が有ります。せっかくご自分で努力しても、的外れでは無駄な労力となってしまいます。
　出来たら鍼灸院に行って灸点を教えてもらって下さい。鍼灸院では、鍼とお灸を組み合わせて治療してくれるはずです。その時、灸点と言って、お灸をすえる「ツボ」を教えてもらうと正確なツボが判ります。

　ただし、これらは大切な「ツボ」ですので、千年灸の様な温めるお灸でも、刺激の強さが何段階かあるものが売られています。自分で調整出来るようになっている物もあります。出来るだけ刺激の柔らかいお灸をするよう心掛けるべきです。

２）治療のリズム

　ご自分でする灸の場合は、出来たら毎日決まった時間にお灸をすることをお薦めします。毎日出来ないなら、リズムを持って行って下さい。例えば１日に２回の所を１回にするとか、１日置きに行うとかです。リズム無く思いついた時にお灸をすえると言うのは、あまりよろしく有りません。悪い効果になると言うのではなく、せっかくの努力が有効に働かないという事なのです。
　生物というのは、この地球上で生活してきた関係で、昼夜や日々のリズムが有ります。東洋医学も人の「気血」の流れと言うのは一日のリズムが有ると言っています。

お灸をする時間帯ですが、出来るだけ前後1時間はゆっくりできる時を選ばれると良いでしょう。

これは、お灸により特定の「ツボ」を温め、経絡の「気血」を流してあげる事が目的だからです。

この流れが所属する蔵府を活性化させ、生態機能が高められ、治療効果が出てくるのです。この効果が、体に定着するのに理想は2時間位なのです。

ただし忙しい現代、前後2時間とは、合計4時間です。毎日こんな時間は取れないでしょうから、少なくともお灸後1時間位はゆったりと出来るようにして下さい。

3）お灸後の注意事項

お灸の前後にお風呂などに入ってはいけません。「ツボ」という特定の点へお灸をすえる訳は、その部分の「気血」の流れを促進させ、該当する蔵府に良い影響を期待するからです。

せっかく「気血」の流れを調節しているのに、お風呂に入るという事は、体全体を温めてしまいます。これが特定の「ツボ」への刺激効果を無くしてしまうことになるからです。シャワーも同様で出来たら控えて下さい。

激しい運動なども同じ事で、せっかくお灸をして整えた「気血」の流れが、激しい運動で血流が増し、整える前の状態に戻ってしまうからです。

第8章
鍼灸師、悩める不妊診断と治療

　鍼灸の不妊治療は、今まで述べて来ました様に、長い歴史的背景を持っています。
　そこで行われてきた鍼灸不妊治療は、それなりに効果を発揮してきたことは明らかです。
　不妊に対する考え方や、治療のための「ツボ」を見ますと、子宮関係の病や男性の精力を増強させることを目的に選ばれているように見えます。

　今ここで、不妊治療をする鍼灸師の立場から、再度不妊治療とは何なのかを考察してみたいと思います。

1．鍼灸医学でも不妊は病なのか

　まず不妊は病なのでしょうか。
　普通の病気の場合、鍼灸医学的診断手順を見てみますと、主訴である病状をまず問診します。
　痛みの病などは主訴の近辺の体の気血の流れを見ます。そして主訴に関係する蔵府や経絡の異常がないかを見ていくわけです。

鍼灸医学では、「気血」の流れの滞っている部分が、体のどこかに有れば病とします。
　この流れの滞りは、望聞問切という東洋医学の診断方法で診断します。
　このように診断が出来れば治療はおのずと決まってきます。

　主訴が不妊の場合はどうでしょうか。特に西洋医学の診断で機能性不妊、つまり原因不明の不妊とされた患者さんには、病状がありません。
　このように主訴が不妊ということは、痛みも辛さも何もありません。お子さんが授からないという事だけなのです。

　問診で生理痛がある場合でも、それは主訴ではありません。程度の差はありますが、生理痛が有ってもお子さんを産んでいる方はたくさんいます。
　この場合、生理痛は主訴ではないのです。（治療しておく対象にはなりますが。）

２．実に悩ましいのです

　東洋医学的考えでは、「気血」の流れが全く正常で、全身どこにも滞りの無い、完全な健康体な人など、殆んどいません。
　ですから、探せば「気血」の流れの異常を探し出せます。（直接不妊の原因とは断定できませんが）
　五蔵六府の内、不妊と関係の深いとされる、腎・肝・脾のいずれかの臓器を強化する治療、つまり、これらに関連する経絡からその経絡

上の有効な「ツボ」を探し出し鍼灸を行えば、不妊は改善されると考えるのです。

さらに、歴史的に有効とされている「曲骨」や「血海」、「三陰交」などの「ツボ」を組み合わせれば、不妊治療は完成となるわけです。

これから解るように、東洋医学的な考えで見てみると、体を流れている気血に異常が有れば治療の対象となる病と見なさざるを得ません。東洋医学は不妊に限らず人が人としての機能を全うされていない場合を病として治療の対象としているのです。

ただし不妊は明らかに他の病と違っています。診断においても治療においてもそのよりどころに明確さが無いのです。実に悩ましいのです。

ですから、上記の診断と治療が、たぶん普通に行われている鍼灸での不妊治療となってしまうのです。基本的には間違っていないでしょう。

3．不妊治療と似ている治療

1）健康維持の治療

別に病気が有る訳ではないけれど、健康維持や健康増進を目的に定期的に鍼灸を受けるという方もいらっしゃいます。

治療方針から言えば、この健康維持の鍼灸と不妊治療のための鍼灸治療は、基本的には同じなのです。

強いて言えば、不妊治療の場合は、歴史的に不妊に有効とされている「ツボ」がプラスされているということ位です。

健康維持のための鍼灸治療は、いつ止めてもいいのですが、健康維

持というのは、その患者さんが存命している間中は、より健康的に生きて頂きたいという目的のために行う治療です。よって鍼灸師から、鍼灸治療により健康維持が確保されたので、治療を終了しますと言うことはありません。

　不妊の治療は、いつ終わるのでしょうか。当然、患者さんが妊娠すれば、不妊の治療は終了です。(妊婦の治療で出産まで、さらには出産後の体調調整から、子育ての疲れを取るために治療を続けられる方も当然いらっしゃいますが。)
　不妊という体が、妊娠しやすい体になったか、つまり鍼灸の効果がどの程度なのか、どこで見極めるのでしょうか。

　つまり、この様な鍼灸治療では、病が治ったという判断が妊娠するまで出来ない。不妊を病として捉えきれていないのではないか、という事なのです。

　患者さんから直接、生理痛が軽くなったとか、基礎体温の二相性がはっきりしだしたとかの報告も受け、鍼灸治療の効果を実感していただく事も有ります。
　さらに、一般的な不妊治療を行っていると、体外受精を併用しようと考えていた患者さんから、子宮内膜が厚くなった、とか、採卵したら卵子が今までよりも沢山取れた、とか、受精卵の育ちが良くなったという報告を受ける事は有ります。
　これは鍼灸師の診断では有りませんが、治療効果は有ったといえますが、治療が完了したと言う事にはなりません。

2）未病の治療

東洋医学には、「未病を治す」という言葉が有ります。

不妊治療もこの「未病を治す」と同じではないかと言う考え方もあります。

未病とは、いまだ病ではない、ということです。つまり、まだ病ではないけれども、放っておくと、いずれ病になってしまうという状態です。

病状が出ていませんが、治療をしなければ、いずれ病状が出てきてしまいます。

病状が出る前に治療が出来るということは、本人が苦しむ前に病気を治すことができるということなのです。

さらには、それができる治療家は優秀な治療家だという意味なのです。

患者さん本人は全く気が付いていないけれども、これから病気になるであろう体の微妙な変調を診断して病が出る前に治療してしまえば患者さんは苦しまなくて済むし、治療期間も少なくて済むということになるのです。

このように、不妊は未病ではありませんが、具現化していない症状に対して治療するということでは、近いのかも知れません。

それでもやはり、未病と不妊とは、診断も違いますし、治療方法も違いますので、違うと言わざるを得ません。

4．「守りの治療」か「攻めの治療」か

不妊治療を考えた時、基本的な鍼灸治療の考え方や、不妊の治療に似ている病の鍼灸治療を考えていると、どうしても治療家の目線で考

えていることを反省させられます。
　一刻も早く自分のお子さんを欲しいと思っている患者さんが、目の前にいらっしゃいます。
　われわれ鍼灸師は、その能力のありったけを振り絞って、不妊に悩まれている患者さんに対応したいと思うのが当然です
　ただ、そのような変な力みが、間違った方向へ向かわないように、常に自制することも治療家としては、大切な事だと思っています。
　このような自戒を込めて、「守りの治療」と「攻めの治療」について考えて見ます。

1）「守りの治療」
　「第7章の一般的な鍼灸不妊治療の項で書きましたように」、鍼灸での不妊治療は、患者さんの体が妊娠に最適な状況になっていないと診断します。
　そこで、不妊の患者さんの体を、妊娠に適した最適な状態に導いてあげようとする考え方で治療します。
　東洋的な考えの、五行論的に診断された結果、腎・肝・脾のいずれかの機能が完全ではない場合、不妊につながる場合が多いとして、これらの内の原因臓器を見つけ出し、治療する方法です。
　さらには、次の第九章に出てくる、不妊の誘因、冷えや血行不良、骨盤の歪み、月経時の悩みなどを同時に治療します。体質改善を行うことで妊娠しやすい体が作れる、と言う考え方の治療です。

　治療方法の考え方としては、全く間違っていないのです。
　ただし、この様な治療法は、体質改善を治療方針の中心に置いていますので、慢性患者の治療と同じように、有る程度治療回数が多くなってしまう事を理解していただかなくてはなりません。例えば半年

とか1年とか、更には年単位を考えていただく事になります。

　もし比較的早く体質が改善され、妊娠しやすい体質になったとしても、排卵、つまり妊娠できるタイミングは年に12〜13回しか有りません。
　このチャンスをうまく生かせるかでも、必要な時間は変わってきます。それでなくても人間は妊娠率の低い生物です。やはり年単位での治療が必要になって来てしまうのです。

　「守りの治療」という、体質改善を中心とした治療法は、このように年単位の時間が必要な割に、患者さんの自覚、つまり不妊治療されているという体の変化が出にくい治療です。
　前にも書きました様に、生理痛が軽くなったとか、基礎体温の二相性が明確になってきたとかの話も有りますが、目立った体の変化は無いのです。
　痛みの治療などは、治療回数が増える程、痛みが和らいで来たとか、又は全く変わらないとか、自覚症状で、治療の継続を患者さんも判断出来ます。

　不妊治療では、治療を継続している間に患者さん本人が、不妊治療の効果を実感できる材料がほとんど有りません。
　さらに言うなら、治療している鍼灸師も、現在行っている治療方針が正しいか、効果がどの程度出ているか、判断が出来かねる場合もあります。

　患者さんも鍼灸師もこの治療を続けていて、不妊が改善していくのだろうかという不安が出てきてしまいます。変化の無さが続くと、こ

の様な治療に物足りなさを感じてしまうのです。

　このような不妊治療は、長期にわたる治療が必要と解っていても、患者さんが不安を感じてしまう場合も多々あるのです。

2）「攻めの治療」

　患者さんがこのような「守りの治療」に対して、我慢が出来なくなったら、鍼灸の治療院へは来なくなります。

　鍼灸師は、この「守りの治療」に、耐えられなくなったら「攻めの治療」を模索し出します。

　つまり、不妊に直結している病気、又は病気に近い原因が無いか、それを無理やり見つけ出します。

　より珍しい、他人があまりやらない治療の「ツボ」を見つけ出し、自分の治療院独特の方法として宣伝し、より治療効果が高まった様に患者さんに説明する場合も有ります。

　より強い刺激を患者さんに与える方法に、切り替えることも行われます。

　鍼の太さを太くしたり、長めの鍼を使う事で、いわゆる鍼の響きという感覚を、より強く患者さんに与えて、患者さんが、鍼を刺されている、治療してもらっているという事を認識させると同時に、鍼灸師も治療しているんだ、という満足感を得る方法に走る場合も有ります。

①不妊は瘀血という捉え方

　鍼灸師は、不妊は病気ではあるが、他の病気と違い非常に診断しずらい病という、悩ましき問題を抱えながら、日々治療にあたっています。

　患者さんの体に、不妊に直結する原因がないかを模索します。不妊

治療の文献などを検索して、この模索に結構な率で行きあたるのが、瘀血です。

不妊の患者さんの診断で、瘀血があるから不妊になった、瘀血を取る治療をすれば、不妊が良くなる、というふうに書かれている書物や、インターネット上にも同様の書かれ方が多く見受けられます。瘀血を治療すれば不妊は改善されるかも知れないと思うのは当然かもしれません。

瘀血とは何でしょうか。

第7章の一般的な鍼灸不妊治療の中に瘀血に触れてあります。

下腹部の奥の方の独特の硬結が瘀血とされています。最近では、全身の毛細血管の血流の悪さも瘀血と判断されるようです。

お腹の奥に血の塊という、悪いものが有るからそれを取り除かなければならない。取り除ければ不妊は改善されるということです。

瘀血は直接不妊の原因となるばかりではなく、不妊の誘因となる冷え症など種々の症状の原因ともなっていると説明されています。

最近の瘀血について書かれている本を読んでみると、「日本人の半数近くは瘀血のために病んでいる」とありました。日本人の病人の大半が瘀血によって引き起こされているという意味だと思います。

別の文献では、中国の病院での調査で311人の入院患者の60〜70%が血瘀証であったとありました。

これから類推すると、瘀血と診断される女性は非常に多いと言わざるを得ません。

これから瘀血の人は妊娠しないかというと、瘀血又は瘀血証と言われた方達も、お子さんを産んでいらっしゃる女性は沢山います。

不妊の方の瘀血と、お子さんを持たれた方の瘀血は別物なのでしょうか。

ただ古い文献などによると、瘀血は不妊の原因として不妊治療の対象でした。
この場合の瘀血は、腹部の瘀血塊という硬結に限定されています。この瘀血による不妊は、現代医学でいう器質的な不妊となるのではないでしょうか。
瘀血は「血」の滞りと解釈していますので、「血」と言う目に見える物の滞りを瘀血と呼ぶはずです。
例えば子宮筋腫など、腹の奥に動かない塊が触れます。このような状態を瘀血と診断していたと思われます。

②一源三岐（イチゲンサンキ）

鍼灸での不妊治療を調べていたら、一源三岐という考え方のもとで治療すると、不妊治療には大変効果がある、という報告を見つけました。

古典的な治療法を取り入れた治療をしてきたつもりでしたが、この一源三岐という言葉を知りませんでした。

調べてみると、東洋医学の出発点とされる『素問』という本に、唐の時代、王冰（オウヒョウ）と言う人が、注釈を書いているのです。その注釈の中に、「任脈・衝脈・督脈は一源にして三岐なり」とあります。一つの源より発して三つに分かれているという意味です。

この一源三岐を「張子和（チョウシワ）」という1220年頃の有名な医家が、妊娠に対して重要な作用が有る事を指摘しました。そのため、不妊治療を考える時の、要素の一つとなったようです。

一源三岐とは何かというと、奇経という八本の経絡の中に、任脈・衝脈・督脈という三本の流れが有ります。

経絡は体の中の蔵府から発して体表をめぐるのですが、この三本の

流れの出発点が、胞中と呼ばれる子宮とされているのです。この流れの体表に出た所が「会陰」（エイン）という「ツボ」です。

　子宮から起こり会陰穴までは同じなので一源、会陰穴で体表に出て、分かれて任脈・衝脈・督脈という三本の経絡となり別々の方向へ流れて行きます。つまり三つに分かれるという意味で三岐なのです。

　「会陰」という「ツボ」は、女性の場合、肛門と後陰唇交連（膣口後部付近）の間にある「ツボ」です。この「会陰」という「ツボ」を一源三岐の「ツボ」として、不妊症の特効穴と書かれている書物も有ります。

　一源三岐という理論は間違ってはいない、と思います。しかし、あえて「会陰」の「ツボ」を一源三岐として使うと言うのは、いかがなものでしょうか。

　「会陰」の「ツボ」が不妊に効かないと言っているのではありません。先にも書きましたが、「会陰」という「ツボ」は微妙な所にある「ツボ」です。ただ鍼灸師がしっかりと説明して、患者さんが充分に納得すれば、全く問題は無いと思います。

　ただ経絡と言うのは、「東洋医学の仕組み」で書きましたが、川にたとえられるように、流れなのです。

　子宮の活性化を目的とした場合、「会陰」の「ツボ」なら子宮に近いので、この一箇所の治療で済んでしまうかも知れません。ただ経絡の下流の枝分かれした任脈・衝脈・督脈上の「ツボ」を何箇所か使う事で同じ効果を期待する事も出来るはずなのです。

　不妊治療で鍼灸院に行かれた場合、治療前に治療方針をじっくりと聴いて、もし一源三岐理論による「会陰」という治療穴を使う方針と言われたら、納得して治療を受けられるなら良いですが、「ツボ」の位置が位置ですので、いやなら、きっぱりとお断りになり、別の治療

法に変更してもらうか、別の治療院を探される事をお薦めします。

③中髎穴（チュウリョウケツ）の強刺激

「上髎」・「次髎」・「中髎」という「ツボ」は昔から婦人科疾患に有効とされています。

これらの「ツボ」は、腰の下にある腰椎から尾てい骨までの間にある仙骨という骨の上に有ります

仙骨は五つの仙椎から成っていますが、くっついて一つの骨になっています。仙椎と仙椎の間はくっついていても神経の出る穴が開いています。五つの仙椎ですから、穴は四つ空いています。この穴の位置に「ツボ」が有って、上から「上髎」・「次髎」・「中髎」・「下髎」となります。

特に三番目の「中髎」は、骨盤内特に子宮への血流が良くなるということで、不妊治療には多用されています。

ただし、ここでいう「中髎」穴の使い方は、通常の使い方ではありません。

この「ツボ」へ、少し太めの鍼で強い刺激する治療法です。

少し太めと言っても素人の方には、どの位か見当もつかないと思います。

通常使う鍼の太さは、1番から3番位です。これは鍼の直径が0.16mmから0.2mmです。扱い方が雑だとすぐに曲がってしまう太さです。

これを8番の鍼を使うのです。直径で、0.3mmです。

あまり実感が出ないと思いますが、我々鍼灸師ならば、8番の鍼を使うと言うのは、結構太いと感じる太さなのです。通常使う太さでは有りません。鍼を作っているメーカーでも、この8番の太さの鍼は、通常販売する太さの上限にしています。使用頻度が低いため、販売し

ていないメーカーもある位です。

　鍼が太くても、うまく刺入すればあまり痛みを感じません。ところが、内臓への響きを重視しているので、下腹部へ響く様に刺入して、更に刺激が益すよう、雀啄（ジャクタク）といって、雀がくちばしで餌をつっつくように、鍼を上下に動かす手技をするそうです。

　不妊治療に効果があるのではとして、インターネット上でも見かける場合が有ります。

　この方法を行っている先生の講習会に参加した時、患者さん個人々々によって痛みとか苦痛に耐えられる感覚は違うので、無理にこの方法を行うことは無い、とおっしゃっていて、大変好感を持ちました。

　まさにその通りだと思います。

④攻め治療のまとめ

　「守りの治療」を続けていると、この様な何か特別に効果の有りそうな治療法を模索したくなります。

　「攻めの治療」がいけないと言っているのでは有りません。西洋医学、東洋医学の区別なく、不妊治療は、まだまだ解からない事だらけなのです。

　さらに、長期にわたる治療を余儀なくされる場合も多々あります。少しでも不妊を解消できる方法が有るならば、是非検討すべきだと思います。

　ただし、重要な事は、患者さんの為になっているか、です。患者さん不在ではいけません。

　患者さんが理解しやすい、判かり易い治療法の情報を提供し、さらに患者さんの意思で選択出来る様になっているかを心がけるべきです。

特殊な治療法というのは、人目を引きます。あたかもすごい治療成績が有るかのような言い方は厳に慎むべきです。
　患者さんが、どのような治療を選択できるか、公平で冷静な情報を鍼灸師は公開する事が重要です。

　鍼灸師も患者さんも、さも効果が有りそうな目新しい治療法に流されるきらいは否定できません。
　鍼灸による不妊治療と銘打った講習会などに参加すると、基本的な治療法よりも、ちょっと変わった治療法や、目新しい治療法の紹介があると、講習会の質問時間は、必ず目新しい、変わった治療法に質問が集中してしまいます。

　しかし、不妊治療を謳っている鍼灸師は、より多くの情報と知識を得て、冷静な判断で治療法を選んでいると思います。患者さんも一刻も早くに効果が上る治療法を望む気持ちは分かりますが、冷静な判断をしていただく事も大切だと思います。

　あくまでも鍼灸の不妊治療の基本は、患者さんの体をより妊娠しやすい環境に導く治療法だと思います。
　「攻めの治療」については、基本である「守りの治療」の上に、さらに行う治療法ですから、患者さんもこの事を充分に理解しておいて頂きたいと思います。

第8章　鍼灸師、悩める不妊診断と治療

> **コラム7**

❖不平等な卵子の老化と精子の老化❖

卵子

　卵子は女性がこの世に生を受けたときに、卵巣の中に一生分の卵子のもととなる原始卵胞を持って産まれてきているのです。

　卵子の実年齢はその卵子を持っている女性の年齢と同じです。

　原始卵胞の数は女性が生を受けたときは、おおよそ700万個といわれています。

　それでも産まれてくる時は200万個に減少します。

　この原始卵胞は、卵胞という袋状のものの中に未成熟な卵子が1個入っているのです。

　原始卵胞は休止状態で存在し、排卵期に入ると、休止していた原始卵胞の内の有る程度の数の原始細胞が、ホルモンの刺激により成長しだし、約1年かけて後期胞状卵胞に成長します。

　この時点では、成長しだした多くの卵胞は死滅し、5〜7個が残るとされています。

　この間1年ですので、約12回の月経周期を経ます。13回目の月経周期に、最終的に1個の卵胞が生き残り、一気に20mm位までに成長し排卵前段階となります。

　排卵時に卵胞が裂けて卵母細胞と呼ばれる卵子が出てくるわけです。この時の卵子は直径0.1mmと言われています。

　排卵後の卵子は24時間の寿命といわれていますが、4〜5日生きることもあるようです。

精子

　男性の場合、精子は睾丸と呼ばれる精巣で作られます。

　男子も生まれる時には精巣中に精祖細胞という精子になるもとの細胞が作られます。

　この精祖細胞は、思春期まで休眠状態で過ごします。思春期以降になると精粗細胞は分裂を繰り返して増殖を始めます。

　同時に細胞自体も大きくなり、精母細胞へとなります。

　精母細胞は思春期以降、老人になるまで作り続けられます。

女性の場合の卵母細胞は生まれてから新しい細胞が作られることは、ありませんが、精子のもととなる精母細胞は作り続けられます。
この違いが精子と卵子の決定的な違いになります。

精母細胞は一回目の減数分裂を行い一つの精母細胞が２個の精娘細胞になります。
すぐに２回目の減数分裂を行い精娘細胞は２個の精子細胞に分裂し、精子へと成熟します。
この工程で、毎日約１億子の精子が作られていることになります。
成熟した精子の段階までに成長するのに70～80日ほどかかります。
精子は男性がいくつになっても新しく作られますので、個人差は有りますが、年齢の影響を受けにくいと言われています。

卵子と精子の年齢差
この様に卵子は、女性の実年齢と同じだけの年齢になります。
反面、精子は成熟するのに70～80日プラス子宮内では、２～３日、射精されない場合は、精巣上体で吸収されるまで7日前後です。
つまり、卵子は女性の年齢と同じ年、女性が30歳なら卵子も30歳です、これに対して精子は、卵子に出会うまでの年齢は、おおよそ90日歳なのです。
女性からは、この不公平感は何と思われるかもしれません。
その代わり、排卵された無駄になった卵子の数は400個前後、無駄になった卵母細胞でも700万個程度です。精子は、男性が80歳位まで生きるとして、２千億個位が無駄になっているので、お相子ということで如何でしょうか。

第9章
不妊の原因は何なのだろうか

1．不妊原因の再考

　第1章で、人間の不妊に至る元凶の一つは、直立二足歩行によって子宮や卵巣を圧迫したため、妊娠率が引き下げられた事によるのでは、と書きました。

　人類の祖先は400万年位前に直立二足歩行を選択しました。その後、何種類かの人類の祖先が現れましたが、現在の人類を残して他の人類は絶滅してしまいました。

　現生人類でも20万年位前から直立二足歩行をしてきているのですから、不妊治療のためといっても、今さら四本足で生活するわけにはいきません。

　それでも人類は脈々と種を引き継ぎ、現在に至っているのです。

　それどころか現生人類は、他の種を駆逐して、地球上で最も繁栄し、生物界の頂点に君臨しています。

　不妊の元凶が直立二足歩行ならば、こんなことにはならないはずです。

　当然、人間も生物ですから、種の継続は絶対必要です。

　直立二足歩行が、妊娠出産にまったく不向きであったという訳では

ありません。それなりに生殖臓器である子宮や卵巣は、充分に機能していたはずです。

　直立二足歩行のため、子宮や卵巣が多少窮屈となったとしても、種の継続を十分行えるように進化してきたはずです。

　不安定な妊娠率でも、回数を重ねる事によって、野生動物と同程度にまで妊娠率を上昇させる事が出来ました。さらに脳の発達により、つまり頭がよくなったため、新生児の生存率が、野生動物と比較して極端に良くなっていることなどが、人類の繁栄をもたらした要因だと思われます。

　それでも、野生動物と比較すれば、直立歩行による影響や、発情期の亡失、子供の財産化などの要因により、人間は妊娠に対する不安定さを持っているという事は否めません。

　不妊で苦しむ人が後を絶たないのです。

2．現代不妊の原因は高齢化か

　不妊の歴史の所でも書いたように、文明の初期から不妊は存在し、不妊で悩んでいたことが伺えます。

　さらに現代になって、不妊で悩まれている人の数が、急速に増加しているように見受けられます。

　文明が進めば進むほど、不妊の率は上がってくる、ということなのでしょうか。

　統計上は、正にその通りなのです。

　現代不妊の原因として、妊娠を希望する女性の高年齢化が大きな要

素を占めていると一般には言われています。

　卵子の老化というあまり嬉しくない表題で話題になっているように、女性の妊娠を希望する年齢が、高齢化すると妊娠力は急速に低下します。

　人間も生物である以上、老化は宿命であり、避けては通れない道なのです。

3．卵子の老化だけでは解決しない

　しかし、それだけなのでしょうか。
　厚生労働省の人口統計を見ると、1947年（昭和22年）では、45歳から49歳でお子さんを産んでいる人数は、11,899人いらっしゃいます。ちなみに2011年では同年齢では843人でした。
　戦後のベビーブームの時でしたし、今とは時代的背景は異なりますが、逆に現代の様な高度生殖医療など無かった時代ですから、完全に自然妊娠の数字なのです。
　ただ、この統計には出てきませんが、当然、高齢出産をされているご婦人達は、何人ものお子さんを生んだ経験を持つ、経産婦が多かったであろうことは、容易に推測することができます。

　河井蘭著の『卵子老化の真実』という本の中で、医師から聞いた話として、「妊娠出産を何回か経験したことが有る人の子宮は、周囲の血管が太い」と書かれています。
　つまり、経産婦は子宮が丈夫になっているから、高齢になっても妊娠出産出来る可能性が有るということです。

女性がこの世に生を受けた時に、すでに卵巣の中に一生分の卵子のもとになる原始卵胞を持っているとのことです。

　卵子の老化は、女子の出生時から始まるものなので、例えば40歳の方がいれば、その方の原始卵胞の年齢も40歳となり、卵子も同時に老化しているということになるのだそうです。

　先ほどの45歳以上の女性で、子宮は丈夫になっているとされる経産婦でも、卵子は実年齢と同じ45歳以上となるわけです。

　つまり卵子は当然老化しているのです。それでもお子さんを授かれるということは、どういうことなのでしょうか。

　子宮の血行が良く丈夫ならば、卵巣も血行が良くなって、卵子の老化が有る程度防げたと考えられるのではないでしょうか。

　卵子が老化することは確かです。しかし有る程度の高齢でも、子宮や卵巣への血行を良くし丈夫にしておけば、お子さんを授かれる可能性は有る、ということではないでしょうか。

　ただし、あくまでもお年を取られてもお子さんを産める、と言っているのではありません。産める可能性は有りますと言っているのです。

　やはり、お子さんを生むならば、適正な出産年齢の時にお産みになることを、まず考えるべきだと思います。

4．その差は何なのか

　卵子の老化と簡単に言っていますが、まだわからない事だらけの様です。

　年齢が若くても、卵子の老化が進んでいる女性もいます。

第9章　不妊の原因は何なのだろうか

　その逆に、昭和22年の統計の様に、ある程度のご高齢でも、妊娠できる、つまりあまり老化していないと思われる卵子をお持ちの方も当然いらっしゃいます。

　卵子の老化を直接測定する方法は、現在無いそうです。当然一応の目安はその方の年齢ですが、前述のように、それだけで単純に割りきることはできません。
　それどころか、卵子の老化と表現していますが、実際には卵子の質の事のようです。
　しかも卵子の質についても、明確な定義があるわけでは有りません。
　ただ、体外受精などの目的で採卵した卵子を観察した時、色がきれいで、透明感があり、形が良く、はりがあって、傷がない卵子を質が良い卵子と判断されます。
　更に受精卵の発育も良く、受精卵の着床率も良い、このような卵子のことを質の良い卵子ということのようです。

　ＡＭＨ（アンチミューラリアンホルモン）検査という検査が、卵子の老化を測定する検査といわれています。
　実は、卵巣の中に、これから育つ卵胞がどれくらい残っているかを調べる検査だそうで、直接卵子の老化を測定する検査ではないのです。
　女子が生まれる直前に持っている卵子になる原始卵胞の数は、おおよそ700万個有るとされているそうです。生まれてから月経の始まる頃までには170万個に、生殖適齢年齢になると30万個にまで減少してしまうそうです。
　原始卵胞が減少するということは、確率的に良質の卵子が作られる

133

可能性が減るという意味だそうです。

　ＡＭＨ検査とは、良い卵子が、後どのくらい作れるかを測定する検査なので、卵子の老化を検査する検査法とされているのです。

　それでも直接卵子の老化を測定するものでは有りませんし、直接不妊になる可能性を診断できる検査でも有りません。

　これらの数値に振り回されている、不妊で悩んでいる患者さんがいらっしゃいます。

　クリニックでＡＭＨ検査をしたら、実年齢よりも卵巣年齢が５歳も上と言われ、ショックを受け、不妊治療を諦めようかと思っています、という患者さんがいました。

　このように、年齢とともに老化は進みますが、実年齢と卵子の質は、ぴったりと一致している訳では有りません。

　それでは、その差は何なのでしょうか。

　現代医学では簡単に、個人差で片づけています。

５．機能性不妊、原因は見つからなくても誘因は有る

　現代医学的な検査で不妊の原因が見つからない機能性不妊と診断された場合でも、不妊になってしまう誘因を見つけ出すことは可能です。

　この不妊誘因を改善させることも不妊治療にとっては重要なことなのです。

　人間は妊娠率が低い生き物なのですから、はっきりとした原因が見つからない場合でも、これら妊娠を阻害しているかも知れない誘因を整理し、理解して、取り除く手段をこうじれば、より妊娠に近づくこ

とが出来るのではないでしょうか。

1）冷え
　俗に冷え症という言い方をします。この冷え症は、現代医学では、病気とされません。
　冷えとは血流の循環が悪く、心臓から遠い手足の末端で血行障害を起こしていることです。
　何故、冷えが不妊の誘因になるかというと、色々な説が有りますが、その一つに体が冷えると自律神経が、体温を調節して一定に保とうとします。しかし、この自律神経も過度の冷えには対応できず、体温調節がうまくいかなくなってしまい、さらには自律神経そのものが失調する事があるとされています。
　自律神経は、生殖ホルモンのコントロールもしていますので、その失調は不妊の誘因になると言われています。
　冷え症になる原因は、ストレスや運動不足、体を締め付ける服装や、冬の冷えを誘う服装、夏場のエアコンなどがあげられます。

2）血行不良
　血行とは血液の流れの事で、血流とも言います。
　血行とは、当然血管内の血液の流れを言うわけですが、血管と言っても、動脈、静脈、毛細血管などが有ります。
　ここでは、不妊につながる誘因としての血行不良を考える所です。
　動脈は、心臓から送り出された血液が拍動する動脈によって末端まで行きますので、動脈の血行不良となると、循環器の病気となってしまいますので、考えから除いて良いと思います。
　毛細血管という末端の細い血管か、毛細血管からの血液を心臓まで返す通路である静脈が問題になります。

通常の血流速度は、大動脈で、毎秒約50cm、毛細血管で毎秒約0.5cm、大静脈で毎秒約25cmとされています。

①毛細血管の血行不良

　ここで毛細血管と呼んでいますが、正確には毛細血管手前の細動脈という一番細い動脈を指します。この一番細い動脈と毛細血管との兼ね合わせで、血行が決定されます。

　つまり、毛細血管の血行はこの細動脈によってコントロールされているのです。

　毛細血管は、酸素や栄養、ホルモンなどを全身の組織細胞に渡す役割が有ります。

　さらには、心臓から送り出された血液は温かいので自律神経支配のもと体温調節の役目も担っています。

　不妊の誘因としての血行不良は、子宮や卵巣など大量の栄養を必要とする臓器に、必要となる栄養が行き渡らない事や、頭部の視床下部や下垂体という分泌器官から分泌される妊娠に関係するホルモンなども子宮や卵巣に届きにくくなるからだと言われています。

②静脈血の送られ方

　動脈血は、心臓から大動脈、最終は細動脈まで拍動して、血液を送っています。

　ところが毛細血管から静脈の流れは、全く違います。静脈は、ただの拍動しない管です。ただ逆流しないように弁が付いているだけです。

　それでは静脈血はどうやって心臓まで戻る事ができるのでしょうか。足の静脈血の流れを見てみます。

第9章　不妊の原因は何なのだろうか

❖骨格筋

　まず骨格筋と言われる筋肉です。良くふくらはぎの筋肉、ヒラメ筋は第二の心臓と言われます。この筋肉が動く事によって、静脈に圧をかけたり、力を抜いて圧を下げたりします。静脈には弁が付いているので逆流はしません。心臓の方向に向けて血液は押し出されます。

　押し出されるということは、その手前は血液の量が少なくなります。末端の毛細血管の中の血液が吸い出される事になるのです。

❖呼吸

　お腹の近くまで戻ってきた静脈血は、今度は呼吸による横隔膜の動きでさらに心臓へと押し上げられます。

❖心臓の吸引

　心臓近くまで戻ってくれば、最後は心臓の吸い込む力、心臓は一種のポンプですから、動脈血を送った後は静脈血を吸引します。これにより無事心臓に血液が戻ってきます。

③冷える原因

❖体を過度に冷やす

　体を冷やすと、毛細血管の流れが悪くなり、それが悪循環となり益々体が冷える原因となる事が知られています

❖過度のストレス

　過度のストレスは、筋肉を緊張させ動きを悪くさせます。ストレスが細動脈に影響し、毛細血管への血液の流量を減らしてしまう事も有ります。

④血行不良の改善

　血行不良の改善には、適度の運動をして、骨格筋を動かす事、体を過度に冷やす夏場のクーラーや冷たい水分の過剰摂取を注意し、出来るだけストレスを発散させる事が重要です。

3）痩せすぎ太りすぎ

　太りすぎが不妊には良くない事は良く知られていると思います。女性の肥満度と無排卵の因果関係もある程度明らかになってきました。皮下脂肪がホルモンを吸収してバランスを崩すと言われています。

　痩せすぎも、女性としての機能を阻害する事は当然です。

　ただし、ここで言っているのは、太りすぎ、痩せすぎです。ご自分での判断で太りすぎている、痩せすぎていると思わずに、客観的に見てもらうことが大切です。

　当院に来られる不妊の患者さんで、適正程度の体型なのに、太っているから妊娠出来ないのでは、と訴える方がいます。

　反対に、痩せれば痩せるほど良い体型だと思い込んでいる方もいます。これ以上ダイエットは健康体を損なうと言っても、まだ太っている、もっと痩せなければと云い張る患者さんもいます。

4）運動不足

　事務仕事をされている女性の方は、特に意識しないと運動不足になりがちです。

　専業主婦の方でも、家事仕事という労働をしているのだから運動不足な訳が無いと言う方がいます。家事仕事では同じ動きしかしていないので、適正な運動とはなりません。それどころか筋肉バランスが崩れ腰痛や肩凝りになりやすくなっています。

①運動は何が良いか
　不妊に良い運動は何が一番良いかを聞かれることが有ります。私は1時間程度の散歩かラジオ体操を勧めています。
　散歩をするなら、散歩を目的にしてください。犬を飼えば一緒に散歩が出来るなどとは思わないでください。犬の散歩は犬が主体です。あなたの散歩にはならない事を知っておいて下さい。
　ラジオ体操は非常によく出来た体操です。出来るだけ正確に体操をしていただければ最良です。

　プールでの水泳や歩行を、不妊治療では体が冷えるからと禁止している説も有りますが、後で温かいシャワーを浴びれば、冷えた後の適度な温度のシャワーで、筋肉内の血管が収縮拡張をしますので、筋肉の収縮で冷えるなどの問題ありません。プールに行ける環境が有れば行っても良いでしょう。

　ただし、運動不足解消に適度な運動をと言っているのに、急に強い運動を始める方がいます。そういう方に限って長続きしない結果に終わっています。
　少なめの運動量から始めて、少しずつ増やしていきましょう。そして長く続けることが重要なのです。

5）骨盤のゆがみ
　骨盤のゆがみは、骨盤内の血行を悪くすると言われています。骨盤内には子宮や卵巣が有るので、ここへの血行不良は不妊の誘因となります。
　骨盤は何故ゆがむのでしょうか。
　人は直立二足歩行をしたために、骨盤の周りの筋肉群に体重の

60％の負荷がかかるようになってしまいました。

　立っている時に、足は2本しかないので、疲れるとどちらかの足に体重をかける偏りが現れます。これが癖となって、左右の筋肉バランスが崩れ、骨盤を引っ張った結果、骨盤の歪みが現れたと考えられます。長年の生活スタイルが歪みを生んでいる様です。

　骨盤の歪みというと骨盤が変形している様に取られますが、余程でなければ骨本体が曲がったりはしません。

　骨盤を支えている筋肉バランスがずれて、片側を引っ張り上げている、骨盤という骨の位置がずれている状態を指すのです。

　骨盤を取り囲む筋肉群の中で、骨盤をゆがませている筋肉をゆるめ、左右のバランスを整えれば骨盤の歪みは有る程度治って行くはずです。

　そうする事によって、骨盤内の生殖器に血液が充分に廻るようになれば、不妊解消に有効となるでしょう。

6）月経時の悩み
①月経困難症

　月経時の下腹部痛や腰痛、頭痛、倦怠感など月経時の不快な症状を月経困難症と呼びます。

　代表的なのは生理痛です。

　生理痛も子宮内膜症などの器質的な病気がある場合が有りますので、耐えられないような痛みや、痛みが年々強くなる場合などは病院へ行くことをお薦めします。

　通常の生理痛は、月経時に出るプロスタグランジンというホルモンが子宮を収縮させるためとされていますが、心理的な因子などもかかわり、より複雑にしています。

　生理痛が妊娠への不安を作り出している事例も有るようです。

生理痛を訴える方は、その軽重に拘わらず大変多いのですが、その苦痛は他人と比較する事はできません。人間と言うのは、精神的に強いと思っている人でも、以外にもろい部分も持っています。
　鍼灸治療で生理痛を軽くしただけで、あっという間に妊娠された方もいます。

② 月経の量・期間の異常
　月経による出血がきわめて多い場合を過多月経と呼びますが、どの程度から過多月経かは、難しいところです。
　それでもレバーのようなかたまりが月経血に見られれば月経過多の可能性が有ります。
　月経期間は5日程度ですが、8日以上続く場合を過長月経と言います。
　量・期間共に異常が見られても器質的な異常があるとは限りません。ほとんどがホルモンバランスの乱れから来ることが多いようです。

　産婦人科で検査を受けても異常が見つからない場合、治療することなく経過を見られている場合が有ります。
　このような場合、不妊とは結びつかないことがほとんどなのですが、やはりこのような事は不快ですし、気にしていると、精神的な面で不妊を誘発することが有ります。

7) 不妊になる可能性、誘因をどうするか
　ここに挙げたのは、不妊の原因ではありません。あくまでも不妊をより悪い方向に導く可能性のある誘因です。これらの誘因が有機的に絡み合って不妊を増長させているのです。

ですからこれらを取り除いたからと言って完全に不妊が治るとは限りません。

しかし、どれも人間の体をより良い方向に持ってくために、取り除いておかなければならない必要な事なのです。

この様な誘因を取り除く事で、妊娠しやすい体造りが出来ることも確かなのです。

これらの誘因が卵子の老化を促進させ、子宮の状況をも悪くしているかもしれません。

これらの誘因の内でも、運動不足や、太りすぎ、痩せすぎなどは、ご自分の努力が必要だと思います。

不妊治療を行う場合、治療家と良く相談し、本人も出来ることは自分で対処する生活習慣を持っていただくことが大切です。

コラム8

❖不妊治療に対する禁鍼穴❖

不妊治療に鍼灸を取り入れたいと思った患者さんは、結構インターネットなどでも調べたりします。

そうすると、不妊に有効な「ツボ」経穴も結構出てきます。

その反面、不妊には使っていけない「ツボ」、禁鍼穴を見つけることができます。

不妊の人には使ってはいけない、または、妊婦に使うと堕胎してしまう「ツボ」、この「ツボ」を使うと妊娠できなくなるから、妊娠を希望する女性には使ってはいけないといわれている「ツボ」などです。

禁鍼穴で有名な「ツボ」には、お腹の「石門」、足の「三陰交」、肩の「肩井」などがあります。

この中でも特に不思議な「ツボ」は、「三陰交」です。

「三陰交」は不妊治療のためには、大変有効な「ツボ」ですし、足の冷えを改善する「ツボ」として知られています。不妊治療には必ずといってよ

い位使われます。

ところが、禁鍼穴の理屈から言うと、妊娠したとたん使ってはいけない「ツボ」になるのです。

昔はどこからが妊娠と規定していたのか、どの段階から使ってはいけないのか、などと悩む必要は全くありません。

『鍼灸資生経』は、12世紀末ころに書かれたとされる、鍼灸の教科書です。この本の中に「三陰交」については、強い刺激を与えると、堕胎するので、妊婦に使ってはいけない、と記されています。

私の所属していた東方会という鍼灸の勉強会の顧問をされていた、石野信安先生は産婦人科の医師で、鍼灸についての造詣の深い先生でした。私の鍼灸や不妊治療の恩師です。

この先生が、古来より種々の禁鍼穴は有るが、禁鍼穴とは効果の強いツボだから、うまく使えばすごい効果が表れるはずだ、と研究され「三陰交」が不妊や妊婦さんのつわりなどに高い効果が有る事を突き止めました。

今では不妊治療の「ツボ」というと「三陰交」は欠かせない「ツボ」となっています。

このように、禁鍼穴は、丁寧にうまく用いれば、不妊だけでなく妊婦に用いてもつわりや、お腹の中の赤ちゃんへの血行をも良くする効果がある素晴らしい「ツボ」なのです。

禁鍼穴とは、古人が大切な「ツボ」だから丁寧に使いなさい、間違っても乱暴に扱ってはいけませんと言っている「ツボ」なのです。

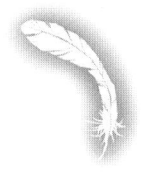

第10章
妊娠を阻害している原因は、「お腹の凝り」かも

1．鍼灸による不妊治療の前提条件

　前にも書きました通り、不妊の分類は、不妊の原因がはっきりしている器質性不妊と、原因が不明の機能性不妊に分ける事が出来ます。
　ただし、器質性不妊と診断された中にも、機能性不妊という原因不明の不妊を含む場合が多々有ると思われます。
　さらに、機能性不妊の中には現代的な特徴としての卵子の質の低下、つまり卵子の老化も多く含まれている可能性があります。

　鍼灸での不妊治療は、器質性不妊と機能性不妊を区別しません、というより西洋医学のような明確な区別はしていません。
　不妊という状態は、その方の体が妊娠に最適で無い状態にあるとします。
　よって妊娠に適するように、鍼灸を用いて体をより正常な妊娠しやすい状態に向けてあげようという考え方です。

　しかし、器質性不妊は、原因がある程度はっきりしていますので、それは現代医学的な処置をした方が、より早くに解決できるかも知れ

ません。
　当然、器質性不妊の西洋医学的な治療に、鍼灸を併用させる事は、治療効果を向上させる可能性が有りますので、全く鍼灸は必要ないということでは有りません。

　機能性不妊は原因が不明確です。現代においては卵子の老化も不妊理由に挙げられています。ただ、卵子の老化ばかりに目が行っていますが、卵子と同じ年である子宮も、老化による不妊については、大いに関係しているのではないかと思われます。

　当院へ、不妊治療で訪れる患者さんの大半は、不妊治療の専門クリニックに行って、機能性不妊、又は器質的不妊でも軽微な異常と診断されている方達です。
　そこで鍼灸の不妊治療を考えるに当たって、不妊患者の半分以上を占める、原因不明不妊である機能性不妊、および卵子の老化や子宮の加齢などの因子を含む不妊に、的を絞って考えてみたいと思います。

２．機能性不妊も東洋医学的には原因が

　現代医学的診断で原因が見つからない機能性不妊と言われた患者さんも、東洋医学の四診という診断方法で再度検査すると、不妊につながると思われる重要な問題が見つかることが有ります
　長い歴史を持った鍼灸での不妊治療の考え方や、今まで有効とされてきた「ツボ」の目的や効能、配置などを見直してみると、不妊になる重要な誘因が浮かび上がって来るのです。
　東洋医学の「気」について「第六章東洋医学の気血について」で書

第10章　妊娠を阻害している原因は、「お腹の凝り」かも

いておきましたが、「気血」の変調は必ずどこかにその痕跡を残しているはずです。不妊という「気」の変調も、どこかにその痕跡を残しているはずなのです。

不妊という体の変調の診断では、何をどのようにしたらその痕跡を見つける事が出来るのでしょうか。

不妊の鍼灸治療に関する古い文献の中にそのヒントを見つける事が出来るのです。

東洋医学的な考えで、冷えや血行の悪さなどの、不妊に関係の深い症状を引き起こす原因を調べ直してみました。

不妊となる原因の一つに、癥瘕（チョウカ）や積聚（シャクジュウ）という病気が挙げられている文献が散見されます。

１）癥瘕（チョウカ）と積聚（シャクジュウ）

癥瘕（チョウカ）や積聚（シャクジュウ）は、東洋医学的にはお腹に関する病気なのです。

『諸病源候論』という中国の隋の時代、西暦600年頃に巣元方（ソウゲンボウ）が編纂した本の中には、積聚が不妊の原因になるとの記述が有ります。

癥瘕や積聚は、何か難しい漢字で、とっつきにくいと思われるかも知れません。

癥瘕と積聚は、ほぼ同じものとされていますので、より分かり易い漢字の積聚（シャクジュウ）をここでは主に使います。

積聚とは何でしょうか。古典的な解説は複雑になるので、ここではわかりやすく簡単に説明しておきます。

まず積聚という文字からその意味を見ると、

積という字は積み重なるという意味で、お腹の中に「陰の気」が積

み重なって硬結が出来ている状態のことです。

聚（ジュ）は集まるという意味で、これも気血の「気」、その中でも「陽の気」が集まった状態で、お腹のしこりを現わす言葉です。

つまり、積聚とは、お腹に現れた、「気」の集まりで、腹部を探れば硬結が手に触れます。重症になると腹痛を起こすとされています。

2）妊娠を阻害している原因は「お腹の凝り」
①積聚とは「お腹の凝り」

積聚を簡単に一言で言ってしまえば、「お腹の凝り」です。「凝り」ですから、当然筋肉の緊張状態の異変です。内臓の異常では有りません。

前に出てきた瘀血などは、「血」の滞（トドコオ）りですから、「血」という目に見える器質性の変化を指す事がほとんどです。

積聚は、「気」の集まりの病ですから、基本的には目に見える実質的な変化をともなわない病を指します。

患者さんから、「肩凝り」は知っていますが、お腹も「凝る」のですか、という質問を良く受けます。

「肩凝り」は、自覚症状が有りますから判り易いし、結構な割合で「肩凝り」に悩まされている人がいるので、「肩凝り」に関しては、全く違和感が有りません。

ところが、「お腹の凝り」は、自覚症状が有りません。これは体の構造上そうなっているからなのです。

肩はその上に、体重の一割近い重さの頭を載せています、複雑な動きをしなければならない腕もぶら下げています。ですから「凝り」の自覚が出やすいのです。

第10章　妊娠を阻害している原因は、「お腹の凝り」かも

②「お腹の凝り」が圧迫

　人類は直立二足歩行、つまり、立ち上がる事によって内臓が子宮や卵巣の上乗っかり、腹直筋などが壁となって内臓が前に出ないようにしています。

　子宮や卵巣の上に乗っかった内臓の圧迫により妊娠率が低下しているのではないか、という事を第一章で書きました。

　子宮や卵巣が、正常で適度に運動をしていた弾力のある柔らかい筋肉で押さえられていても、妊娠率は低下しています。

　お腹の筋肉が「凝って」いたらどうなるでしょうか。

　子宮や卵巣は上からの内臓の圧迫に耐えている所に、「凝り」がある硬結を持った筋肉でお腹の前からもゴツゴツと押さえられるのです。

　お腹の「凝り」は、不妊の原因にもなり得るのです。

③東洋医学と「肩凝り」・「お腹の凝り」

　日本人が苦しんでいる「肩凝り」を東洋医学の病名で探すと、不思議な事に、この症状に当てはまる言葉が無いのです。

　江戸時代の日本では、「肩凝り」という意味を持つ病名が中国の医学書には無いので、東洋医学の病名集の中から、意味の最も近い痃癖（ゲンペキ・ケンペキ）という病名を「肩凝り」に用いていました。

　そこから「肩凝り」だから痃の字を肩に変えて、肩癖（ケンペキ）という言葉が出来たようです。これがさらにケンピキとなったようです。古い方は「肩凝り」をケンピキという場合が有りますし、辞書にも肩癖は「肩凝り」と解説しています。

　「肩凝り」は、古代中国医学でさえ病名が無い位ですから、現代医学のお医者さん達は、全く「肩凝り」に医学的な理解を示しません。

日本のお医者さん達も肩が「凝る」のに、です。
　ましてや、「お腹の凝り」などは、不妊治療にたずさわっているお医者さんだけではなく、現代医学のお医者さん達のほとんどが、興味どころか、完全に無視だと思います。
　鍼灸師でさえ、「お腹の凝り」に言及している人は若干見受けられますが、不妊の誘因、原因ではないかと言っている人は、ほとんど見当たりません。

　積聚が不妊の原因とする古代中国医学の文献は結構簡単に見つけることができ、積聚になる原因が「気」の集まりだという所までは行きつく事が出来るのです。ところが、「気」の集まりが「凝り」となっているところまで気が付いていないので、何故積聚が不妊を引き起こすかというところまで行きつかず、解らないまま見過ごされて来てしまったのでしょう。
　あらためて積聚をその病状から丁寧に解釈していくと、「お腹の凝り」に行きつくのです。

3）「お腹の凝り」とは
①－1 「肩凝り」で説明
　「凝り」について説明する場合、「肩凝り」で概要を説明するのが最もわかりやすいと思います。
　「肩凝り」の原因は、当該筋肉の運動不適と精神的な緊張の二要素が挙げられます。

　当該筋肉とは、「肩凝り」になる筋肉は人により若干異なり、首の部分が「凝る」、両肩の部分が「凝る」、背中の肩甲骨の内側が「凝る」、または、その全部が「凝る」など部位は様々ですので、その人の「凝っ

第10章　妊娠を阻害している原因は、「お腹の凝り」かも

て」いる筋肉を指します。

　運動不適とは、運動不足や運動後の筋肉管理の悪さ、筋緊張状態の持続（パソコンやゲームなどを長時間することによる筋肉運動の無さ）などを指します。
　精神的な緊張とは、強いストレスや、持続的なストレスにさらされている事により引き起こされる緊張で、最近は、パソコン作業などから来る目の疲れなども含まれます。

　これらの肩の筋肉は随意筋ですから、自分で自由に動かせるはずです。それなのに、この二つの要素が重なると、筋肉が緊張しだします。要するに無意識のうちに力が入っている状態です。
　一度無意識の緊張を起こした筋肉は、逆に意識的に緊張を取ろうとしても、なかなか力を抜くことができず、緊張が継続してしまいます。
　ある程度の「肩凝り」になると、夜寝ていても筋の緊張が取れません。朝起きた時に、「ああ肩凝った」と言いながら起きてくるようになります。

① - 2 「肩凝り」の筋肉
　この様な立派な「肩凝り」になると、後ろから見ても、肩が緊張して両肩が挙がって見える。常時、肩肘を張っている状態になります。
　この様な肩は、触ってみると、当該の筋肉がコチコチになっています。「肩凝り」のつらさは、経験している方が多いと思いますので、ここではあえて言いません。
　「肩凝り」は、本人も解消の仕方が分かりません。どうして良いか分からないので、我慢したり、迷っている内に慢性化してしまいます。

慢性化すると筋肉が骨のように硬くなってしまいます。

　鍼灸師ならば経験したことがあると思いますが、慢性化した筋肉つまり強く長期間「凝った」状態の筋肉に鍼を刺した場合、「凝った」筋肉に鍼先が当たると、まるで「コツン」と硬い木の棒に当たったような感じがします。

　鍼灸医学的には初期の「肩凝り」、つまり鍼灸治療によって解消する可能性のある「肩凝り」は「気」の滞り集まった異常によって起こった病と考えます。
　現代医学的に見ても「肩凝り」している筋肉には器質性の変化が見当たりません。よって「肩凝り」は病気として扱わないのです。
　重症になって骨のように硬くなった、「凝った」筋肉は、「気」の滞りだけでなく「血」の滞りも起こしている可能性があります。鍼灸治療で鍼を刺してもなかなか緩みません。この場合は、まだ骨のように硬くなっていない周りの筋肉を治療し、「気血」を流してあげることによって、その辛さを解消させるようにします。

②「お腹の凝り」の原因
　お腹の筋肉も全く同じ原因で「凝り」ます。
　運動不足の方、パソコン操作などの長時間椅子に座り続ける、同じ姿勢をとり続けるお仕事の方などが、「お腹の凝り」を招きます。
　運動をしている方でも運動後の筋肉管理の悪い方、つまりゴルフやテニス、水泳などの運動をしていますという方でも、運動後すぐに食事をしたり、お酒を飲んだりして、動かした筋肉に柔軟性を維持する時間を与えずにいると、その筋肉には「凝り」を生じます

　後で、冷えについても述べますが、「凝り」が先か、冷えが先かは

別にして、足腰を冷やすような服装や、冷房等の体を冷やす事でも「お腹の凝り」が起こります。

　お腹の筋肉は、足から還流してくる冷たい静脈血がお腹を通る時に、冷えを嫌い、お腹の筋肉に力が入ります。つまり「お腹の凝り」が起きてしまうのです。

　腰痛なども「お腹の凝り」の原因になります。
　腰は、お腹と前後の関係に有ります。腰の悪い方は、無意識のうちに腰をかばおうとするため、お腹に不自然な力が入ってしまいます
　特に慢性の腰痛は、腰の痛みを緩和させようと、お腹に常に力が入っています。お腹の筋肉に長期間緊張を強いるのです。そこで「お腹の凝り」の原因になり、腰痛を改善しなければ常に力の入った慢性の「お腹の凝り」となってしまうのです。

　不安やイライラなどの精神的なストレスも「お腹の凝り」の原因になります
　ストレスを受けると人によっては、自律神経に作用して筋肉の力バランスを崩し、筋肉の緊張を起こします。

③「お腹の凝り」の場所
　積聚というのは、胸腹部に出る、張りや痛みがある「気」の滞りを指します。この積聚もその現れる場所によって五行に分類されています。
　心に関係する積聚は、心下部に起こります。
　脾に関係する積聚は、胃の部分に起こります。
　肝に関係する積聚は、左の脇の下に起こります
　肺に関係する積聚は、右の脇の下に起こります。

腎に関係する積聚は、少腹に起こります。

　この様に積聚と言っても、関係する蔵府によって起こる位置が違います。
　この中でも不妊治療に主に関係する「お腹の凝り」は、腎に関係する積聚ですので、少腹に起こります。
　少腹とは、だいたいお臍から下、要するに下腹部です。この部分が不妊治療の対象となる「凝り」が出る場所となります。
　下腹部の中でも、不妊治療に関係するとされる、「凝る」場所について説明します。
　「お腹の凝り」は、「気」の滞りが凝結して生じます。
　この場合は、「気血」の内の「血」という目に見える物の滞りではなく、機能性不妊が対象ですから、「気」の滞りが対象となります。
　更に「凝る」のは筋肉ですから、お腹の表面からの、深さはそれほど深くありません。
　対象となる「凝り」の場所はさまざまですし、色々な「凝り」方をします。
　「凝って」いる面積の広さもまちまちです。

④「お腹の凝り」による圧迫
　下腹部の筋肉が「凝る」と、どうなるかと言いますと、筋肉が緊張して当然硬くなります。ただお腹の場合は、「肩凝り」のところで説明したような、骨のように硬くなるまで「こる」ことは稀です。
　通常より硬くなった筋肉の「凝り」の部分は、じわじわと、そして本人が気づかないうちに、ゆっくりと長時間かけて内臓を圧迫します。
　下腹部の臓器は、小腸や大腸、膀胱など中が空洞になっている臓器

第10章　妊娠を阻害している原因は、「お腹の凝り」かも

が主です。少しくらいの圧迫ではそれらの臓器が異常を示すような変化は出ません。この様な圧迫に有る程度は耐えられるのです。

ところが、子宮や卵巣など繊細な臓器は、それでなくとも直立二足歩行のため、かなり窮屈になっている所に、更に圧迫が加わるのです。

それも少ない時間の圧迫では有りません。長年かけてじわじわと締め付けられるのです。

例えば鼻がほんの少し詰まっても、息苦しくて熟睡できない場合が有るように、微細な圧迫でも、子宮や卵巣にとっては、些細なことではないのです。

ただし、現代医学的には、このように圧迫されている子宮や卵巣を病気とは言わないのです。

圧迫され苦しんでいる卵巣や子宮は、微細な機能低下を起こします。これが機能性不妊となる元凶ではないかと思っています。

卵子の老化も、実年齢よりも老化している人、実年齢より若い卵子を作れる人の違いは、個人差ですが、背景にはこの様な、「お腹のこり」による圧迫の違いがあるかもしれません。

4）血行不良も、「お腹の凝り」取りで

この「お腹の凝り」を取ってあげれば、卵巣や子宮への圧迫が緩和されます。東洋医学的に言えば、お腹への「気血」の流れ、ひいては全身への「気血」の流れが良くなり、妊娠しやすい体づくりをするための基礎が出来るのです。

現代医学的に言えば、卵巣や子宮への血行が良くなります。

血液は酸素や栄養を運び入れ、老廃物を運び出す役目をしていますので、卵巣や子宮への血行が良くなるということは、常識的に言って

も、卵巣・卵子の発育への良い影響が期待されます。
　このことは、卵子の質低下の防止や、改善につながる可能性も有ります。
　血液は、月経周期に関連するホルモンを脳の視床下部や下垂体などから、卵巣や子宮に運ぶ役目も担っています。「お腹の凝り」を取ることによって、血行を良くする事が出来れば、月経周期も正常な周期になることが期待できます。つまり妊娠しやすくなるということです。
　更には、月経痛などの緩和、減少などの効果も出てきます。
　「お腹の凝り」を取ることは、不妊治療にとっては欠かせない治療と言えるでしょう。

5）冷えと「お腹の凝り」の関係

　西洋的な不妊治療の解説本などを見ると、不妊対策として注意しなければならない項目に、必ずと言って良い位に書かれているのが、足の冷え、お腹の冷えです。
　不妊治療をしているお医者さんの中にも、体を冷やさないように注意する方もいらっしゃいます。
　何となく冷えるより冷やさない方が良いだろうと思っている方が大方です。
　何となくでは無く、冷えは不妊治療にとっては、解消しておかなければならない必須要件なのです。
　何故なら、血行を阻害し、卵巣や子宮の活性を低下させるからなのです。
　冷えれば筋肉は収縮緊張を起こし発熱させて冷えに対応しようとします。当然「お腹のこり」が起こったり、増悪させたりします。

　では何故冷えるのでしょうか。どうやったら解消できるのでしょ

うか。
　これも「お腹の凝り」、積聚が大いに関係しているのです。

　血液は心臓から動脈を介して全身に送り出されます。足に向かった動脈は枝分かれして、毛細血管で、足に酸素や栄養を与え、代わりに老廃物や炭酸ガスを受け取って、静脈に集まります。
　静脈に集まった静脈血は、下肢を通ってお腹の中を通り心臓へと還って行きます。
　静脈に集まった静脈血は、足の末端まで行って来た血液ですから、当然冷えています。

　下肢のヒラメ筋、ふくらはぎの所の筋肉です。これは第二の心臓と言われますが、足の静脈血はヒラメ筋などの筋肉が動く事によって、上へ押し上げられるのです。さらに各所の筋肉が動くことによって静脈血はお腹を通って心臓へと戻っていきます。

　この時、お腹の状態や筋肉がしっかりしていないと、押し上げられてきた冷えた静脈血をお腹が嫌います。
　冷えた冷たい血液がたくさん来ないように、無意識のうちに、お腹に力が入り血行を少し阻害させます。
　お腹に力が入り血行を阻害させると、足から帰ってくる静脈血の流れが悪くなり、ますます静脈血は冷えます。こうなると、ますますお腹の筋肉も力が入って血液の循環を阻害させるという悪循環が生じてしまうのです。
　この無意識のうちに力が入った状態が続くと、積聚という「お腹の凝り」が発生してしまうのです。
　「お腹の凝り」がこの様に発生し「凝り」の硬さが継続すると、卵巣

や子宮を圧迫し、卵巣や子宮への血液循環を悪くし、不妊傾向へと向かって行ってしまうのです。

6）鍼灸での「お腹の凝り」治療法

　「凝り」を治療するには、鍼灸が最適です。鍼灸師ならば、「肩凝り」の治療は日常茶飯事です。

　鍼灸師は、この様に「肩凝り」の知識の上に、日々訓練された手の感覚が有ります。

　東洋医学的に言えば、「気血」の流れを感じ取れる手です。

　不妊治療の患者さんのお腹を触って「凝り」の位置を確認します。

　鍼灸治療においては、「気血」の流れの滞りを改善させるのが治療です。

　この場合、「お腹のこり」、つまり積聚というのは、「気」の滞りの病です。「気」を流してやるように治療します。

　「お腹の凝り」の深さは、筋肉層より深くは有りませんが、肩こりと同じで患者さん個人個人で異なるものです。

　それでも訓練された手を持ってすれば、その深さも感知できます。

　「肩凝り」などの、「凝り」の治療は、鍼灸の適応症として知られていると思います。

　「お腹の凝り」も同じですから、鍼灸の適応と考えても良いと思います。

　そこで患者さんに理解しておいて頂きたい事が有ります。

　「凝り」は、筋肉の習慣的な緊張です。先にも書きましたが、筋肉が緊張すると、自分で力を抜く方法がなかなか見つからないのです。

第10章　妊娠を阻害している原因は、「お腹の凝り」かも

　鍼灸治療で「凝り」の治療をすると、筋肉の緊張がほぐれます。苦しんでいた「凝り」が取れて楽になります。
　しかし、これで「凝り」が治った訳では有りません。
　鍼灸治療をして、筋肉の緊張を解いても、時間と共に又緊張して来てしまいます。
　「凝った」筋肉は緊張している事が習慣的になっています。つまり「凝って」いることが、その筋肉には当たり前なのです。そのため「凝った」状態である元の状態に戻ろうとするからです。

　鍼灸治療を行って筋肉の緊張を解いた後でも、翌日から数日後には、再び緊張が出て来てしまう場合が多々あります。完全に治療前の緊張状態に戻る手前で、また鍼灸治療を行なう事が「凝り」治療にとっては最善なのです。このように少しずつ筋肉の緊張を解き、これを積み重ねる事によって、正常な「凝って」いない筋肉になっていくのです。

　鍼灸治療で不妊を改善する場合も、「お腹の凝り」を対象に治療しますので、週に1回以上2回程度が最適となります。
　そして、この習慣性の筋肉の緊張が、治療によって解消するのには、有る程度の時間が必要となります。
　習慣性の筋肉緊張つまり「凝り」が、いつから起こったかは患者さん本人でも判らないでしょうし、治療する鍼灸師でも確定はできません。
　どの程度の治療回数で、「お腹の凝り」が緩み、子宮や卵巣への血行が恒常的に改善したかは、なかなか判かりにくいものなのです。
　すぐに良くなる方と、なかなか緩みが持続しない方など個人差が有ります。

159

それでも、治療をしている期間は、筋肉が緩んでいる時間があり、その間は血行が改善されているので、治療をする価値は充分に有ります。

　このように不妊治療には、どうしてもある程度の時間、通常半年から１年位は考えておいていただきたいと思います。
　さらに、ご本人も、「お腹の凝り」を解消させるためには、適度な運動、食生活、普段の生活習慣の見直しも重要であることを認識していただきたいと思います。

3．今後への問題提起

　人間は妊娠率の悪い生物です。この妊娠率の悪さは、さらに微妙な不妊の誘因になり、より悪い方へ傾いてしまう可能性があります。
　不妊治療で、「お腹の凝り」を取ることは重要ですが、この「お腹の凝り」取りですべて解決するわけでは有りません。

　不妊の患者さんのお腹を診察していると、「お腹の凝り」ではなく、逆に東洋医学で言う「虚」の状態、つまり、力のないふにゃふにゃした感じのお腹を持った患者さんに出会うことがあります。
　正確な数字は有りませんが、このような患者さんは、お腹に「気血」が回るように、お腹に力が入るように治療するのですが、妊娠へ至る確率は低いように思えます。
　今後、このような患者さんを、どのように治療していくかも課題の一つです。

第10章 妊娠を阻害している原因は、「お腹の凝り」かも

　また、人が直立二足歩行をしたときに、お腹の筋肉と共に発達したのが、お尻の筋肉です。

　お尻の筋肉、主に大殿筋という筋肉ですが、この大きな筋肉の動向も不妊に大きな影響を与えているのではないかと思っています。

　不妊に有効なツボの中に、胞肓というお尻の、大殿筋の真ん中のツボが有ります。

　私は、良く用いるツボで、大殿筋への治療なのですが、不妊とのかかわりと、作用について模索中です。近いうちに、ご報告が出来るようにしたいと思っています。

コラム 9

❖運動と筋肉❖

　運動などをして、鍛えた筋肉は鋼のように硬くなる。この様な硬くなった腹筋は、内臓を圧迫し、さらには子宮や卵巣などを圧迫して、不妊になる可能性が無いのでしょうか。

　お腹の筋肉も、当然普通の筋肉ですし、スポーツ選手になれば、種目に拘わらず腹筋も鍛えなければならないでしょう。

　そうすると、女性のスポーツ選手は、皆不妊になってしまわないのでしょうか。

　スポーツ選手でお子さんを産んでいる方も結構いらっしゃいます。

　これは筋肉に対する全くの誤解が有るからなのです。

　筋肉を鍛え、筋肉の力を増やそうとすることは、筋肉の太さを増す様にしなければなりません。太さが増すということは、それだけ体積が増えて、内臓圧迫が有ると思いがちです。

　ところが、お腹の筋肉特に腹直筋などは、お腹の全体を覆う１枚の筋肉なのですが、上下の途中に３～４個の腱画で分画されています。

　つまり腹筋の有る人を見ると腹筋が割れている状態になるわけです。

　腕の筋肉の様に力を入れると、太い筋肉になるのではなく、いくつかに分かれた部分から成り立っているので、腹筋を鍛えても、分割され短い筋肉なので、思った程太くなりません。ですから、内臓を圧迫するという悪さをするまでには至らないのです。

　さらには、きちんとした方法で筋肉が鍛えられていると、力を入れた時だけ硬くなるわけです。鍛えられた良い筋肉は、普段は柔らかく適度の弾力を持ち、力を入れた時だけ硬くなるのです。

　運動をして、鍛えられた筋肉は、お腹のこりは起こりにくくなります。ただし、運動していた人が急に運動をやめたりすると「こる」場合も有りますので、注意が必要です。

あとがき

　鍼灸の不妊治療の有効性はどのくらい有りますか、鍼灸って本当に効くの、という質問が良く有ります。色々なデータを出して有効性を謳っている鍼灸院も有ります。
　そんなことより、冷静に考えれば判る事があるのです。
　不妊治療専門のクリニックでは、体を冷やさないようにという、アドバイスはくれるかも知れませんが、不妊になる可能性のある誘因を取り除いてくれる治療は一切してくれません。
　不妊治療専門のクリニックでは、最先端医学に基づいた唯物論的な、理論的な治療です。
　生理解剖学に基づいて、妊娠に至る自然行程と同じ事を、人工的に行う事に終始しているのです。それでも体外受精でさえ成功率は30％程度なのです。

　鍼灸は、不妊で悩む患者さんの体を、より妊娠しやすい環境に近づけようと努力する治療思想なのです。
　本書の内容は、不妊で悩んでいる方々が、少しでも妊娠に適した体になれるよう、理解していただくためのものです。
　人は直立二足歩行で多くの利点を獲得しました。その反面、色々な歪が体に出てしまいました。妊娠率を低下させた事もその一つではないかと思います。
　自然は人に二足歩行をさせるため腹筋を発達させました、その腹筋は適度な運動をすることにより、柔らかくしなやかであったはずです。

現代人は、精神的なストレスの多い仕事や、眼精疲労、同じ姿勢を続ける事による、お腹の筋肉に与えるストレスが、多すぎる傾向にあります。
　不妊の増加は、妊娠年齢の高年齢化も重要な要素です。しかし、それだけでは解決しません。妊娠適齢期の女性にも不妊は増えているからです。
　卵子の老化という情報が、あまりにもショッキングだったため、不妊原因が卵子の老化に偏りすぎている傾向にあります。
　今は冷静に、不妊の原因を多角的に探る時期に来ているのではないでしょうか。

　鍼灸の不妊治療において、私は、お腹の「凝り」が重要な意味を持つと考えています。そこで、私独自の考えである、お腹の「凝り」を取るという考えの治療法も本書で提唱、提案して説明しました。
　一般的な治療を行った上に、お腹の「凝り」を取る治療法を加える治療法です。
　お腹の「凝り」さえ取れば、不妊治療は出来るなどという簡単な考え方では、とても不妊治療など出来ないと考えています。

　そうすると、普通の鍼灸治療院と私の所とでは、治療方法が違ってくるのでは、という懸念を持たれるかも知れません。
　鍼灸治療というのは、長い歴史が有り、有効なツボが多く発見されてきました。
　お腹のツボなどもそうです。これらのツボとお腹の「凝り」の治療点は一致する場合が多く有ります。
　一般的な治療でも、意識していなくても自然と「凝り」に対する治療をしている場合が有ります。

あとがき

　ですから、今鍼灸で不妊治療をされている方は、今かかっている鍼灸院の不妊治療は大丈夫なのか、という心配は要りません。それなりに有効だと思います。

　ただ、初めて不妊治療に鍼灸を併用しようと思っている方は、担当の鍼灸師にどのような方針で、どのように治療するかを、お聞きになって、納得されてから治療に臨まれるのが良いと思います。

　私のような、つたない不妊治療にお付き合いいただき、無事お子さんを身ごもり出産されたお母様方に、そしてお生まれになったかわいいお子様方に、当然私の力だけでは有りませんが、少しでもお役にたてたことは、望外の喜びです。
　鍼灸の歴史に感謝です。

　この本が鍼灸の不妊治療の良い情報源となり、より良い鍼灸院を探せる一助になれば幸いです。

平成26年7月

すべての不妊に悩む方々に頬笑みが来る事を願って

鍼灸師　黒田　俊吉

[著者略歴]

黒田 俊吉（クロダシュンキチ）

1971年東邦大学理学部化学科を卒業後、製薬会社の研究員となる。
1980年東洋鍼灸専門学校を卒業、鍼師、灸師、按摩マッサージ指圧師の免許取得。
故小野文恵先生に師事し、東方医学鍼灸臨床研究会（東方会）に入会、古典派の経絡治療鍼灸を学ぶ。この時東方会顧問の故石野信安先生（産婦人科の医師で東洋鍼灸学校校長を歴任）より婦人科領域の鍼灸についての薫陶を受ける。
さらに依田良宗先生を会長に、鍼灸訪古会を結成、古典派の鍼灸を勉強する。
鍼灸の免許取得後も製薬会社の研究員として、結核関係の研究開発に従事。
結核関係の学会発表多数、新製品も多々開発し、講演依頼も多く全国を飛び回る。
1989年には結核関係の本を出版。
この間、時間の許す限り往診にて鍼灸治療を続ける。
2004年製薬会社を退職、所沢市にくすえだ鍼灸院を開院。

〒359-0037　埼玉県所沢市くすのき台3-16-2-201　くすえだ鍼灸院
TEL. 04-2995-0907　E-mail kusueda@yahoo.co.jp

東洋医学の知恵　鍼灸で不妊を克服!!

2014年11月7日　第1刷発行
2016年2月18日　第2刷発行

著　者　　黒田 俊吉
発行者　　谷口 直良
発行所　　㈱たにぐち書店
　　　　　〒171-0014　東京都豊島区池袋2-69-10
　　　　　TEL. 03-3980-5536
　　　　　FAX. 03-3590-3630
　　　　　http://t-shoten.com　　http://toyoigaku.com

落丁・乱丁本はお取替えいたします。